Kriss Micus

VEGAN
SCHWANGER

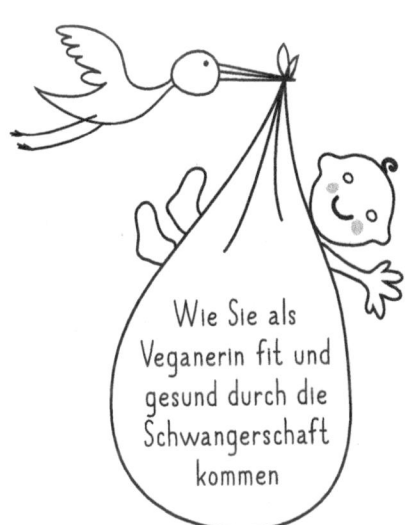

Wie Sie als
Veganerin fit und
gesund durch die
Schwangerschaft
kommen

mvgverlag

Bibliografische Information der Deutschen Nationalbibliothek:
Die Deutsche Nationalbibliothek verzeichnet diese Publikation in der Deutschen
Nationalbibliografie; detaillierte bibliografische Daten sind im Internet über
http://d-nb.de abrufbar.

Für Fragen und Anregungen:
info@mvg-verlag.de

Originalausgabe, 1. Auflage 2017

© 2017 by mvg Verlag, ein Imprint der Münchner Verlagsgruppe GmbH
Nymphenburger Straße 86
D-80636 München
Tel.: 089 651285-0
Fax: 089 652096

Redaktion: Antje Steinhäuser
Umschlaggestaltung: Manuela Amode
Umschlagabbildungen: PolkaDotsDesign/Shutterstock, Pavel K/Shutterstock
Fotografie der Autorin: © Jörg Ladwig
Satz: Daniel Förster, Belgern
Druck: GGP Media GmbH, Pößneck
Printed in Germany

ISBN Print 978-3-86882-762-0
ISBN E-Book (PDF) 978-3-86415-993-0
ISBN E-Book (EPUB, Mobi) 978-3-86415-994-7

Weitere Informationen zum Verlag finden Sie unter

www.mvg-verlag.de

Beachten Sie auch unsere weiteren Verlage unter www.m-vg.de.

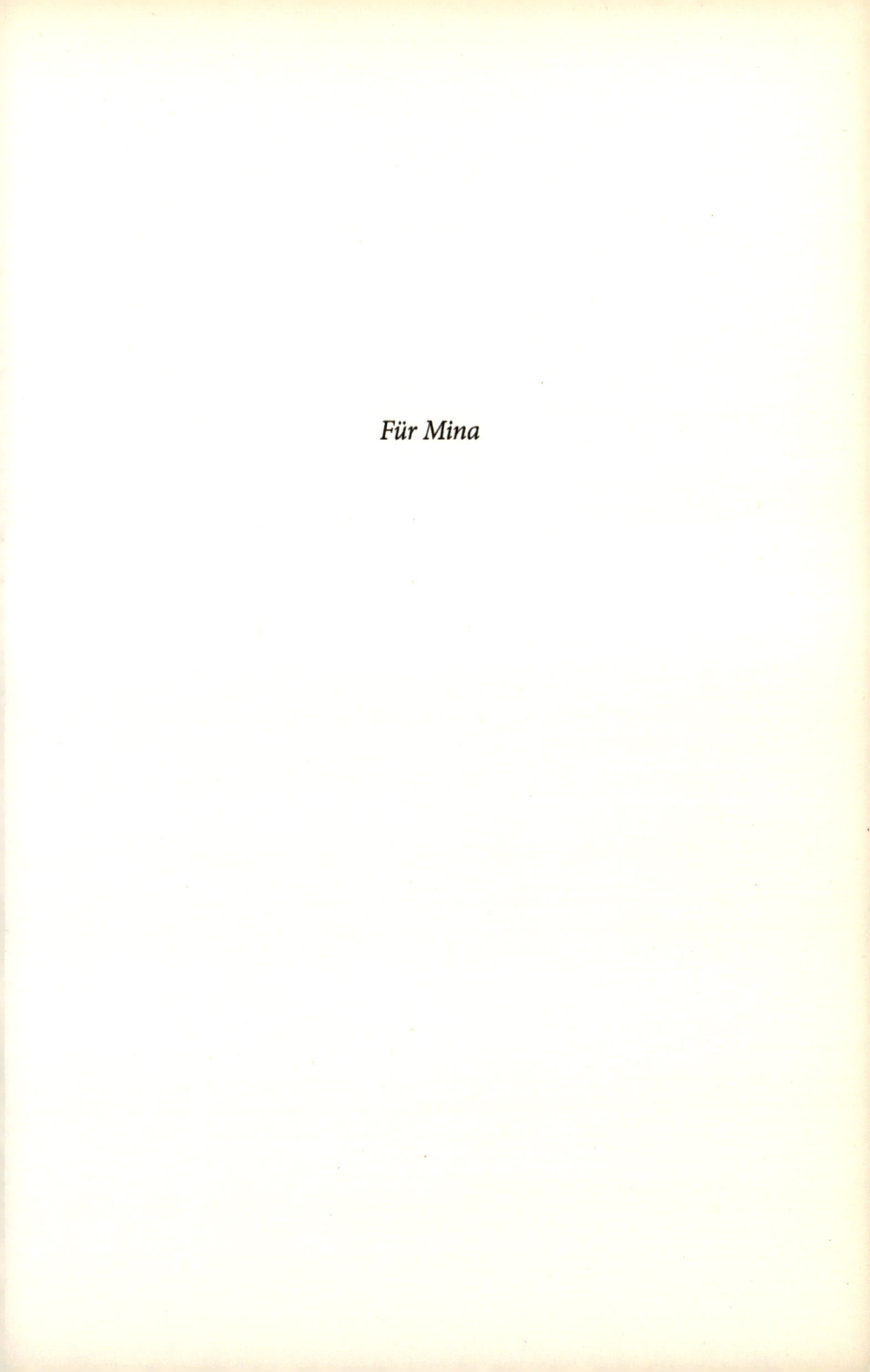

Für Mina

INHALT

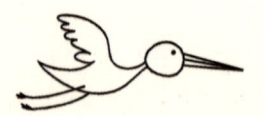

VORWORT
VEGAN UND SCHWANGER

Der Moment, in dem sie erfährt, dass sie schwanger ist, lässt sich wohl eindeutig als das das Leben am stärksten verändernde Ereignis für jede Frau beschreiben. Sie bekommt ein Kind, gründet eine Familie und das eigene Leben bekommt eine ganz andere Bedeutung. Plötzlich verspürt sie eine ganz andere Verantwortung, möchte plötzlich alles richtig machen und dem neuen Erdenbürger den bestmöglichen Einstieg bieten. Doch oft weiß sie nicht, wie sie das tun soll.

Unser Körper ist ein Wunder und es ist unglaublich, was er in diesen neun Monaten leisten wird. Doch wie bereiten wir ihn optimal darauf vor und unterstützen ihn in dieser Zeit? Diese Fragen gingen mir durch den Kopf, schon bevor ich überhaupt mit meinem Mann die ersten Versuche startete.

Als langjährige Veganerin habe ich die optimalen körperlichen Voraussetzungen getroffen, um zum einen schnell schwanger zu werden und zum anderen eine tolle, unkomplizierte Schwangerschaft zu erleben. Doch anfangs war mir dies gar nicht bewusst. Deshalb nehme ich euch mit auf meinem Weg durch eine wunderschöne, vegane Schwangerschaft, erzähle euch meine Erfahrungen und teile meine Informationen.

Ich habe jahrelang die Pille genommen und musste erst einmal lernen, meinen Körper und meinen Zyklus zu verstehen. Er war durcheinander und es dauerte eine Weile, bis er zu seinem natürlichen Gleichgewicht zurück-

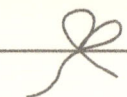

fand. Im Zuge dessen entdeckte ich nicht nur den positiven Einfluss einer veganen, gesunden Ernährung auf den Verlauf der Schwangerschaft, sondern auch auf die Fruchtbarkeit der Frau.

Ein ungesunder Körper wird nur schwer schwanger. Daher kann jede Frau die bestmöglichen Voraussetzungen für eine tolle Schwangerschaft und Empfängnis treffen, indem sie ihren Lebensstil mit mehr Obst und Gemüse anreichert und auf tierische Produkte verzichtet. Vegan ist zwar im Trend, trotzdem ist die medizinische Sicht auf diese Ernährung noch sehr kritisch und wird oft nicht empfohlen. Doch das ist Quatsch! Ich war nicht bereit, meine über Jahre hinweg gefestigten Überzeugungen von einer gesunden Lebensweise über Bord zu werfen und mich plötzlich »ungesünder« zu ernähren, nur weil es in der Schwangerschaft empfohlen wird.

Ich würde mich freuen, wenn ihr bereits zum Kreis der Veganerinnen gehört – falls nicht, ist dies aber nicht schlimm. Ich erkläre euch anschaulich, leicht und verständlich, warum eine gut geplante vegane Ernährung wirklich die beste Ernährung für alle Stadien des Lebens ist. Egal, ob man es aus Tierliebe, gesundheitlichen Gründen oder einfach nur temporär, um schwanger zu werden, tut. Studien haben nämlich ergeben, dass es für gut geplant vegan bzw. pflanzenbasiert lebende Frauen tatsächlich leichter ist, schwanger zu werden. So vertritt etwa die Academy of Nutrition and Dietetics (A.N.D.) die Position, dass eine vegetarische oder vegane Ernährungsform gesundheitliche Vorteile für verschiedene Lebensabschnitte, eben auch für Frauen, die schwanger werden möchten, mit sich bringt.

Doch was heißt »gut geplant«? Vegan muss nicht gesund sein. Pommes sind vegan. Wenn ich aber nur Pommes esse, wird es meinem Körper mit Sicherheit nicht gut gehen. Daher muss eine vegane Ernährung gerade in der Schwangerschaft gut geplant und sehr bewusst durchgeführt werden. Bekomme ich vegan genug Proteine für mein Baby? Welche Vitamine und Mineralien braucht man generell und wie stark erhöht sich der Bedarf in der Schwangerschaft? Wie bekomme ich möglichst viele dieser Vitamine und Mineralien durch meine Ernährung und was muss ich dann doch durch ein Nahrungsergänzungsmittel zuführen? Mit diesen Themen habe ich mich

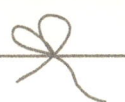

sehr ausführlich befasst und sie verständlich und übersichtlich für euch dargestellt.

Die Vorstellung von der glücklichen, strahlenden Schwangeren, die wie ein Engel durch die Welt schwebt, ist stark verbreitet. Doch die Realität sieht oft ganz anders aus. Gerade in den ersten Wochen ist man von Müdigkeit und Übelkeit geplagt und weiß gar nicht, wie man diese Zeit genießen soll. Man ist noch mit der Situation überfordert und hat keine Ahnung, worauf man nun achten muss. Das zweite Trimester wird immer als der schönste Teil bezeichnet, doch auch hier muss man sich an die körperlichen Veränderungen gewöhnen und zunehmend für das Baby mitessen. Im dritten Trimester beginnt der Endspurt. Man kann nicht mehr laufen, hat Rückenschmerzen, der Bauch ist immer im Weg und langsam rückt der Tag der Geburt immer näher. Und dann steht das wirklich lebensverändernde Ereignis unmittelbar bevor: die Geburt. Wie läuft sie ab? Wie bereitet man sich vor und wie kann man sie möglichst natürlich erleben?

All diese Fragen beantworte ich euch in den einzelnen Trimesterübersichten. Neben meinen persönlichen Erfahrungen und Symptomen erkläre ich euch, was mit eurem Baby in dieser Zeit passiert, welche üblichen Beschwerden nun auftreten können und was ihr vegan und möglichst natürlich zu ihrer Linderung tun könnt. Es gibt einfache Tipps und Tricks sowie Checklisten und To-do-Listen. Mein Ziel ist es, euch die optimale Kombination aus einem Schwangerschaftsleitfaden, einem veganen Ratgeber und einem unterhaltsamen Erfahrungsbericht zu liefern, sodass ihr möglichst alle Informationen rund um eure Schwangerschaft in diesem Buch findet.

Rückblickend bin ich unglaublich dankbar für diese Zeit. Sie war spannend, beeindruckend und lebensverändernd. Zudem habe ich – trotz jahrelanger veganer Lebensweise – noch wahnsinnig viel über meinen Körper und den Einfluss unserer Ernährung auf ihn hinzugelernt. Es macht mich stolz zu sagen, dass auch in der Schwangerschaft ein veganer Lebensstil der gesündeste ist und ich letztendlich auch meine Ärztin davon überzeugen konnte. Lasst uns also loslegen und begleitet mich auf meiner spannenden veganen Reise vom Kinderwunsch bis zum Baby in meinem Arm.

1. »SCHATZ, ICH MÖCHTE EIN BABY!«

»Nein, Mama, du verstehst das nicht. Das ist nicht nur eine Laune. Ich möchte eine Familie gründen, ein kleines Menschenkind großziehen und Mutter werden«, sagte ich mit einer Mischung aus Wut und Verzweiflung am Telefon.

»Aber du hast doch noch Zeit. Ihr beide kennt euch doch noch gar nicht lange und solltet zunächst eigene Erfahrungen sammeln, eigene Urlaube, Zeit gemeinsam verbringen.« Ich hörte schon gar nicht mehr richtig hin. »Glaub mir, mit einem Kind ändert sich alles«, unternahm meine Mutter den letzten Versuch, mich umzustimmen.

Nein, das Thema war geklärt. Ich möchte ein Baby.

Irgendwann kommt im Leben jeder Frau der Punkt, an dem sie genug vom Alleinsein hat, genug davon, durch Bars und Clubs zu ziehen oder ganze Nächte im Büro zu verweilen, um den nächsten Schritt der Karriereleiter zu erklimmen. Dieser Punkt war bei mir erreicht, als ich Alexander kennenlernte. Meinen Arbeitskollegen. Wir verliebten uns und schon nach kurzer Zeit war uns beiden klar, dass der andere »der Richtige« sei und wir uns ein Leben ohne einander nicht mehr vorstellen können. Wir sprachen übers Heiraten und übers Zusammenziehen und taten beides auch binnen kürzester Zeit.

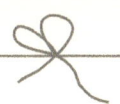

Doch ein weiteres Gefühl schlich sich zeitgleich in mein Leben ein, ein Gefühl, das ich bis dato nicht kannte und mit dem ich auch so schnell nicht gerechnet hatte. Das Gefühl, sich der wichtigsten Aufgabe im Leben einer Frau stellen zu wollen: Mutter zu werden!

Zuvor wusste ich nicht einmal, dass ich dies für die wichtigste Aufgabe im Leben einer Frau halten würde. Ich war nicht der Typ, der ständig nach Babys Ausschau hält, um zu betonen, wie süß diese doch sind, und, ehrlich gesagt, nervten mich Kindergeschrei und tobende kleine Menschen, die in Kaufhäusern an ihren Mamis zerrten, meistens. Ich war verwundert über diese neue Anwandlung von Körper und Geist.

Plötzlich ertappte ich mich dabei, in wirklich jeden fremden Kinderwagen zu gaffen, bei Windelwerbung Tränen in den Augen zu haben und meine bislang so wichtige Karriereleiter in einem großen Beratungsunternehmen gar nicht mehr so spannend und essentiell zu finden.

Es war so weit, mit 28 Jahren passierte das, was meine Mutter mir immer prophezeit hatte: Das »Es muss was in den Bauch«-Gefühl machte sich bemerkbar. Ich wünschte mir nichts sehnlicher als ein Baby.

»Schatz, ich will ein Baby«, sagte ich eines Abends ganz frei heraus, wenn ich auch keineswegs sicher war, wie seine Reaktion ausfallen würde.

»Ich auch«, antwortete er freudestrahlend.

Doch das war leichter gesagt als getan. Seit meinem dreizehnten Lebensjahr versuchte ich nämlich – wie so viele andere Mädchen auch – gerade nicht schwanger zu werden. Ich nahm die Pille, seit fünf Jahren sogar im Langzeitzyklus. Das heißt, ich machte nicht alle drei Wochen eine Einnahmepause, sondern nur alle sechs Monate.

Gewiss kann jede Frau nachvollziehen, was der Vorteil daran ist, nur jedes halbe Jahr seine Periode zu bekommen. Und laut meiner Ärztin ist es für den Körper sogar besser, nicht einmal im Monat in ein Hormonchaos geworfen zu werden, indem man die Pille absetzt. Man hat damit wohl nur angefangen, damit die Pille als Verhütungsmethode besser anerkannt wurde und nicht zu sehr in den natürlichen Zyklus der Frau

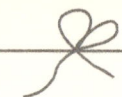

eingegriffen wird. Für den Körper ist dieses Marketingmittel allerdings irrelevant.

Um meinen, nein unseren neuen Plan des Nachwuchses in die Tat umsetzen zu können, vereinbarte ich als Erstes einen Termin bei meiner Frauenärztin. Ich musste ohnehin zu meiner halbjährlichen Kontrolle und war mir sicher, dass ich in meinem Alter überhaupt keine Probleme haben würde, schwanger zu werden.

DIE PILLE ABSETZEN UND DEN ZYKLUS INS GLEICHGEWICHT BRINGEN

»Herzlichen Glückwunsch zu Ihrer tollen Entscheidung«, gratulierte mir meine Frauenärztin, während ich noch breitbeinig auf dem Behandlungsstuhl saß. »Sie können sich ungefähr auf ein Jahr einstellen.«

Auf ein Jahr *was*?

»Bis Sie schwanger sind. Erst mal muss sich ja alles wieder einpendeln, und bis Sie wieder eine normale Periode nach der Abbruchblutung bekommen, kann es schon mal mindestens ein halbes Jahr dauern«, erklärte sie. »Und stellen Sie sich auf einige Nebenwirkungen ein, wenn Sie nun die Pille absetzen.«

Ich war baff! Jetzt versuchte ich mein halbes Leben lang, nicht schwanger zu werden, und dabei dauert es ohnehin »bis zu einem Jahr?«

Meine Ärztin hatte mir damit den Wind aus den Segeln genommen und ich musste zunächst einmal verarbeiten, was mir nun so nebenbei mit auf den Weg gegeben wurde. Als Frau sollte man sich ja eigentlich mit seinem eigenen Körper und den Abläufen auskennen. Von daher nickte ich immer brav und tat so, als wäre mir alles schon längst bewusst, was sie mir da so erzählte. Als »Wunsch-Mutter« will man ja informiert wirken und nicht wie ein kleines Dummerchen, das gerade mal eine Laune hat:

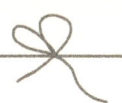

- Ich habe also eine Abbruchblutung, wenn ich die Pille absetze. Diese ist aber lediglich auf den Hormonabfall zurückzuführen und hat nichts mit einer normalen Periodenblutung zu tun.
- Es wird Nebenwirkungen durch das Absetzen meiner Pille geben.
- Es kann bis zu einem Jahr dauern, bis mein Hormonhaushalt sich wieder eingependelt hat.

Gut. Da ich mich ganz ehrlich nie wirklich mit meinem Zyklus befasst habe, muss ich mal wieder recherchieren und mein geliebtes Internet zurate ziehen. Ich danke wirklich jeder einzelnen Frau, die jemals etwas im Internet zu diesem Thema veröffentlicht hat, für ihre Hilfe. Ohne euch würde ich heute noch nicht wissen, was in meinem Körper passiert.

Jede Frau wird bei ihrer Geburt mit einer festen Zahl von Eizellen ausgestattet. Diese Eizellen reifen dann monatlich in unseren Eierstöcken heran. Ist die Eizelle groß genug, platzt sie aus ihrer Schutzhülle heraus und wird vom Eierstock in die Gebärmutter entlassen – dies nennt sich Ovulation und findet in einem Monat in dem einen, im nächsten in dem anderen Eierstock statt.

Die Eizelle wandert nun durch unsere Gebärmutter und wartet darauf, dass sie von einem männlichen Samen befruchtet wird. Zeitgleich baut sich die Schleimhaut in unserer Gebärmutter auf, um eine eventuell befruchtete Eizelle gut versorgen zu können. Findet keine Befruchtung statt, wird die Eizelle und die aufgebaute Gebärmutterschleimhaut mit der Periodenblutung abgestoßen.

Die Antibabypille funktioniert so, dass sie dem Körper eine Schwangerschaft vorspielt, sodass keine Eizellen heranreifen und auch nicht in die Gebärmutter abgegeben werden. Allerdings baut die Gebärmutter trotzdem eine leichte Gebärmutterschleimhaut auf, die dann abgestoßen wird, sobald wir die Pille nicht mehr einnehmen. Die sogenannte Abbruchblutung. Bei manchen Frauen passiert dies einmal im Monat, bei mir eben nur alle sechs Monate. Nach dieser Abbruchblutung dauert es ein paar Tage, bis der Körper verstanden hat, dass keine neuen Hormo-

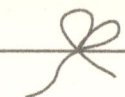

ne durch die Antibabypille kommen. Der körpereigene Hormonhaushalt muss sich umstellen, da keine künstlich hergestellten Hormone mehr zugeführt werden. Nimmt man nach einer Woche die Pille erneut zur Verhütung, bleibt alles beim Alten.

Wenn man sich aber entscheidet, die Pille dauerhaft abzusetzen, also keine neuen künstlichen Hormone zuzuführen, kann dies zu einigen Nebenwirkungen führen. Neben Kopfschmerzen, Müdigkeit, Haarausfall und Wassereinlagerungen vor allem zu schlechter Haut: Denn es kommt zu einer Überproduktion von männlichen Hormonen. Diese Hormone sind für eine erhöhte Talgproduktion und eine Verhornungsstörung der Talgdrüsenausgänge verantwortlich. Beide Faktoren können zu einer Verstopfung der Poren und damit zu Pickeln führen. Nicht bei jeder Frau, aber definitiv bei mir!

Es dauerte keine zwei Wochen und schon sah ich aus wie ein pubertäres Kind. Ich hatte nie Akne, aber durch das Absetzen der Pille war plötzlich alles durcheinander. Natürlich merkte ich auch schnell die Wassereinlagerungen und auch die Haare fielen mir büschelweise aus und wurden sehr dünn. – Alles allerdings »normal« laut meinen Recherchen. Allerdings könnt ihr euch denken, dass dies nicht gerade der angenehmste und schönste Start in meinen neuen Lebensabschnitt war.

Jeder, der einmal unter schlechter Haut und Akne gelitten hat, weiß vielleicht, wie ich mich gefühlt habe. Es mag albern klingen, aber die Haut ist wirklich ein entscheidender Faktor, wenn es um das eigene Selbstbewusstsein und Selbstwertgefühl geht. Ich habe wahnsinnig gelitten und mich sehr unwohl gefühlt. Plötzlich musste ich morgens mindestens 20 Minuten mehr Zeit einplanen, um eine dicke Betonschicht Make-up auf mein Gesicht aufzutragen und wenigstens für ein paar Minuten das Gefühl zu bekommen, halbwegs in Ordnung auszusehen. Wenn ich mich im Laufe des Tages im Spiegel sah, erschrak ich fast immer über neu auftretende rote oder gelbe Stellen im Gesicht und meine langen blonden Haare dienten durch verschiedene Frisurexperimente vor allem dem Zweck,

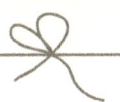

das Schlimmste täglich neu abzudecken oder zumindest zu kaschieren. Es half aber alles nichts.

Ich probierte diverse Cremes, teure Behandlungen und Hausmittel aus, um eine Besserung zu erzielen. Unter den Top 3 ein Fruchtsäurepeeling, was mich tagelang wie eine rote Speckschwarte aussehen ließ, eine Reinigungsserie für Akne in der Pubertät, die dazu führte, dass meine Haut so trocken wurde, dass ich mit Make-up wie eine Landschildkröte nach einem Sandsturm aussah, und natürlich schwarzer Tee als Gesichtswasser. Dieser führte dazu, dass ich nicht mehr rote und trockene Stellen im Gesicht hatte, sondern mit einem Mal schwarz gefärbte. Auch mein Dekolleté und mein Rücken wurden nach und nach in Mitleidenschaft gezogen und ich wollte mich eigentlich nur noch zu Hause verkriechen. Dann suchte ich einen natürlichen Weg, um meinen Zyklus wieder ins Gleichgewicht zu bringen. Den einzige richtigen, von innen heraus!

Ich musste meinen Körper zunächst einmal dabei unterstützen, die männlichen Geschlechtshormone herauszubekommen. Dafür soll Brokkoli-Extrakt großartig sein, der auch als DIM bezeichnet wird. Ich nahm jeden Tag drei Kapseln und konnte schon nach einem(!) Tag die Wirkung an meinem Körper erkennen. Eine etwas verstörende Wirkung: Mein Urin wurde nämlich orange – ein Zeichen dafür, dass meine Nieren an der Entgiftung arbeiten. Nach circa zwei Wochen merkte ich auch eine leichte Verbesserung an meiner Haut. Leicht, aber immerhin. Zusätzlich achtete ich extra auf eine obst- und gemüsereiche Ernährung und mindestens drei Liter frisches Wasser am Tag.

Für jede, die unter Spätakne oder hormonell bedingter Akne leidet: Bitte probiert es aus. Wenn ihr nicht fünf Kilo Kreuzblütler am Tag essen könnt – ich liebe Brokkoli, aber das schaffe auch ich nicht –, dann kauft euch DIM und gebt ihm eine Chance. Es hat mich gerettet und mir wieder ein gutes Hautgefühlt gegeben. Wie gesagt, noch nicht vergleichbar mit meiner Haut vor Absetzen der Pille, aber auf jeden Fall auf dem richtigen Weg.

Mögliche Nebenwirkungen nach dem Absetzen der Pille

Durch den Abfall der künstlichen Hormone können folgende Nebenwirkungen auftreten:

- Gewichtszu- oder -abnahme
- unreine Haut
- fettige Haare
- Haarausfall
- Zwischenblutungen
- Müdigkeit
- Wassereinlagerungen
- gesteigerte Libido

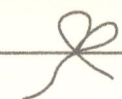

TIPP: Diindolylmethan (DIM)

Wenn Östrogene im Körper abgebaut werden, entstehen sowohl nützliche als auch schädliche Stoffwechselzwischenprodukte (Metabolite). DIM begünstigt die Bildung von nützlichen Östrogen-Metaboliten, die vorteilhafte antioxidative Eigenschaften aufweisen. Zugleich reduziert DIM potenziell schädliche Östrogen-Metabolite, welche als Risikofaktoren für Übergewicht, Brustkrebs und Gebärmutterkrebs gelten und hormonell bedingte Akne begünstigen. Auch Symptome, die unter der Bezeichnung Prämenstruelles Syndrom (PMS) zusammengefasst werden und sich u. a. in Stimmungsschwankungen, Brustschmerzen und fehlender Sexlust äußern, stehen im Zusammenhang mit einem Überschuss an schädlichen Östrogen-Metaboliten bzw. einer Östrogendominanz.

DAS HERANREIFEN DER EIZELLEN

»Schatz, wir haben gerade mal einen Monat hinter uns. Mach dich doch nicht so verrückt«, belächelte mein Mann mich, als ich mit dem dritten negativen Schwangerschaftstest der letzten Tage vor ihm stand. »Die Ärztin hat uns ein Jahr gegeben, willst du nun wirklich alle zwei Wochen drei Schwangerschaftstests machen?« Er nahm mich in den Arm und drückte mir einen dicken Kuss auf die Stirn. »Ich weiß, das willst du nicht hören, aber entspann dich!« Grummelnd warf ich die weißen Plastikstreifen in den Küchenmüll und verzog die Lippe. »Du kennst mich doch. Geduld und Entspannung sind nicht meine Stärke.«

Der erste Teil war also geschafft. Mein Hormonhaushalt normalisierte sich langsam. Aber schwanger war ich immer noch nicht. Obwohl wir »schon« über einen Monat regelmäßig daran arbeiteten. Ich weiß, ich bin ein sehr ungeduldiger Mensch.

Nach meiner Abbruchblutung hatte ich keine neue Periode bekommen. Meine Ärztin sagte mir, so lange es nicht zu einer normalen Periodenblutung kam, war auch noch keine Eizelle herangereift.

Also, wie bekomme ich jetzt meinen Körper dazu, wieder Eizellen heranreifen zu lassen? Oder passiert das gerade schon? Und was sind Ovulationstests? Diese wie Schwangerschaftstests aussehenden Teststreifen sind die einfachste Methode, um überhaupt erst einmal herauszufinden, ob bei mir bereits eine Ovulation, also ein Eisprung, stattfindet. Oder ob die Kleinen noch entspannt in meinen Eierstöcken schlafen und im Ruhemodus verweilen. Daher bestellte ich mir im Internet einige günstige Teststreifen und beschloss, einen Monat zu testen. Wie funktioniert das Ganze nun?

Die Ovulation, also der Eisprung soll circa 10 bis 14 Tage nach der letzten Periodenblutung stattfinden. Wenn man einen regelmäßigen Zyklus hat. Ich hatte nur meine Abbruchblutung und bei mir war wahrschein-

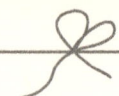

lich alles noch durcheinander, also kaufte ich gleich zwei Packungen, um einen größeren Messzeitraum zu haben.

Laut Anleitung soll man jeden Abend zur gleichen Zeit eine Messung vornehmen. Es erscheinen dann zwei Balken auf dem Teststreifen. Doch der Test ist nur positiv, wenn der Teststreifen gleich dunkel oder dunkler ist als der Kontrollstreifen. Oh, okay. Also nicht wie bei einem Schwangerschaftstest, bei dem man sich bei zwei Streifen gleich freuen darf!

Ich pinkelte nun jeden Abend auf einen Streifen und klebte diese untereinander in ein Heft. Wie meine Internet-Ovulationsprofi-Damen es mir vorgemacht haben! Somit kann man nach und nach den idealerweise immer dunkler werdenden zweiten Streifen beobachten, bis es endlich so weit ist und Kontroll- und Teststreifen die gleiche Farbintensität haben. Wenn dies der Fall ist, steht die Ovulation kurz bevor und man kann davon ausgehen, dass man 24 bis 48 Stunden später einen Eisprung haben wird.

Es folgten Tage und Wochen des Stricheratens. Ich surfte stundenlang in verschiedenen Internetforen und verglich meine Farbskalen mit denen anderer »Kinderwunsch-Mädels«. Wir gründeten sogar eine Kinderwunsch-WhatsApp-Gruppe und halfen uns bei der Interpretation der Striche. Man machte mir Hoffnung: »Das sieht doch schon gut aus, morgen sollten die Striche gleich dunkel sein.« Und das war auch ab und zu der Fall. Zur Absicherung »herzelten« – ja, das offizielle Kinderwunsch-Foren-Wort für »Sex haben« – wir jeden Abend voller Elan. Doch nichts passierte. Auch im folgenden Monat erhielt ich zwar immer zwei Striche auf meinen Ovulationstests, allerdings blieb der zweite Strich auf dem wirklich wichtigen Schwangerschaftstest aus. Anscheinend hatte ich einfach noch keinen Eisprung.

Und ganz ehrlich, langsam hatte ich auch keine Lust mehr auf die ständige Pinkelei und Raterei. Natürlich hätte man auch einfach abwarten und sich entspannen können, aber so bin ich nicht. Ich brauche für alles einen Plan – nein, bitte urteilt daraufhin nicht über mich! Jede Frau mit

Kinderwunsch wird nachvollziehen können, dass auch wenige Wochen, die man auf ein positives Ergebnis wartet, herzzerreißend sein können.

Ich recherchierte weiter und wurde in dem Netzwerk erfahrener und engagierter Kinderwunsch-Spezialistinnen aufgefangen.

Und mein neuer Plan hieß: Natürliche Familienplanung – unter Kennern kurz »nfp«.

Ovulation

Unter Ovulation, auch Eisprung oder Follikelsprung genannt, ist die Ausstoßung einer unbefruchteten Eizelle aus einem sprungreifen Follikel des Eierstocks während der Ovulationsphase des Ovarialzyklus gemeint. Beim Follikelsprung wird die Eizelle aktiv in den Eileiter aufgenommen, wo sie durch ein Spermium befruchtet werden kann.

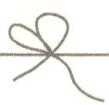

TIPP: Kinderwunschgruppen im Internet
Auch wenn man es sich kaum vorstellen kann, Millionen Frauen versuchen täglich, schwanger zu werden und sind dankbar für jede Hilfe. Im Internet findet man viele Gruppen von tollen Kinderwunsch-Mädels, die einem helfen, die komplexen Vorgänge im Körper zu verstehen.

NATÜRLICHE FAMILIENPLANUNG

»Hast du ein Fieberthermometer?«, fragte ich Alexander. Besorgt legte er mir seine Hand auf die Stirn. »Warum? Du bist doch gar nicht heiß. Hast du das Gefühl, krank zu werden?«

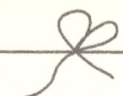

»Nein, nein«, antwortete ich und nahm den Laptop von meinen Oberschenkeln, um von der Couch aufzustehen und im Badezimmer nach einem Thermometer zu suchen. »Ich muss meine Basaltemperatur messen, um zu sehen, ob ich einen Eisprung hatte.«

Schweigen auf der anderen Seite.

»Wieso haben wir denn kein Thermometer mit mehreren Nachkommastellen?« Genervt setzte ich mich wieder an meinen Laptop und suchte nach einem geeigneten Online-Shop, der dieses Problem lösen konnte.

»Nachkommastellen?« Die Verständnislosigkeit war meinem Mann ins Gesicht geschrieben und er musste ein leichtes Schmunzeln unterdrücken.

»Ja, wir machen jetzt die natürliche Familienplanung«, erklärte ich ihm erfreut.

Er lachte laut auf und konnte nun nicht mehr ernst sein. »Ich dachte, das machen wir ohnehin schon«, antwortete er und zog mich zu sich auf die Sofaseite. Nun musste auch ich lachen und genoss den Moment in seinen Armen.

»Ich liebe dein Engagement, mein Schatz. Du kannst wirklich nichts dem Zufall überlassen.«

»Mach dich nicht lustig über mich«, erwiderte ich gespielt ernst und gab ihm einen dicken Kuss. »Ich bin halt etwas verrückt, das wusstest du doch.«

Die natürliche Familienplanung arbeitet zwar auch mit Ovulationstests, befasst sich aber noch deutlich intensiver mit dem weiblichen Zyklus und leitet die Frau dazu an, ihren eigenen Körper erst einmal zu verstehen und selbst zu überprüfen. Wunderbar, ein natürlicher Weg ohne Hormonbehandlung oder Hokospokus. Genau mein Ding!

Ursprünglich ist die natürliche Familienplanung dafür da gewesen, eine natürliche Möglichkeit zur Verhütung zu bieten, lässt sich aber im Umkehrschluss auch gezielt zur Babyplanung einsetzen.

Einmal pro Zyklus findet also der Eisprung statt. Die Eizelle bewegt sich durch den Eileiter Richtung Gebärmutter. In dieser Zeit ist die Eizel-

le circa 18 Stunden lang befruchtungsfähig. Wenn nicht genau in dieser Zeit eine Samenzelle wartet, gibt es auch kein Baby.

Das ist nicht viel Zeit, wird mir schnell klar. Doch wenn unser wunderbarer Körper im Gleichgewicht ist, verhält er sich wie ein Uhrwerk und man kann an ganz bestimmten Mustern erkennen, ob und wann der Eisprung stattfindet bzw. stattgefunden hat.

Dafür wird zunächst einmal ganz einfach unsere Körpertemperatur gemessen. Wunderbar!, denke ich mir. Das ist nicht teuer, einfach und hoffentlich aufschlussreicher als der Farbvergleich von zwei roten Strichen.

Als Erstes braucht man ein Thermometer, das mindestens zwei Nachkommastellen abbildet, um die feinen Temperaturunterschiede erfassen zu können. Dank Online-Shops und Premium-Lieferung war dies schnell erledigt. Dann misst man morgens noch vor dem Aufstehen und immer zum gleichen Zeitpunkt seine Temperatur. Entweder unter der Zunge oder vaginal. Wichtig: Mindestens zwei Minuten messen, bevor man das Ergebnis abliest. Ich stelle mir also täglich den Wecker und bevor ich mich großartig bewege, führe ich die Messung durch. Nach zwei Minuten trage ich das angezeigte Ergebnis in ein dafür vorgesehenes Zyklusblatt ein. Später nutzte ich eine der vielen tollen Kinderwunsch-Apps, die ebenfalls eine Rubrik für die Temperatur haben. Somit kann man die Daten einfach digital eingeben und sogar online hochladen und analysieren lassen. Die Auswertung ist einfach. Wenn man sie einmal verstanden hat.

Der Eisprung hat stattgefunden, wenn die Temperatur an circa drei aufeinanderfolgenden Tagen ansteigt und dann auf dem höheren Niveau bleibt. Nach circa 10 bis 14 Tagen (in denen die Frau nicht fruchtbar ist) fällt die Temperatur mit dem Einsetzen der Periodenblutung wieder ab. Bleibt sie erhöht, ist die Frau schwanger.

Wer gut aufgepasst hat, bemerkt aber auch schon das Problem an der Methode. Man kann den Eisprung nur rückwirkend bestimmen. Doch auch hier ist eine Lösung geboten. Entweder bedient man sich der bereits

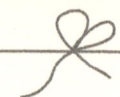

erwähnten Ovulationstests. Oder man kontrolliert zusätzlich seinen Zervixschleim.

Oh ja, meine lieben Damen, ihr habt richtig gehört. Der Zervixschleim ist das, was wir normalerweise an manchen Tagen als lästiges Überbleibsel in unserem Höschen sehen können. Laut Gynäkologen kommt dem Zervixschleim bei der Fruchtbarkeit der Frau eine außerordentlich große Bedeutung zu. Wie die meisten Frauen habe auch ich ihn aber eher als lästig, nervig und nicht sonderlich beachtungswürdig angesehen. Doch sobald eine Frau einen Kinderwunsch verspürt, freut sie sich über ihn.

Der Zervixschleim einer Frau verändert sich im Laufe des Zyklus. Entweder ist er dick und zäh und verschließt somit die Gebärmutter, oder er ist durchsichtig und flüssig, um den Samenzellen ein möglichst angenehmes Milieu zu bieten und die Befruchtung zu optimieren. Dies wird natürlich alles hormonell von unserem wunderbaren Körper gesteuert.

Für den Eisprung spielen die Hormone Östrogen und LH (= luteinisierendes Hormon) eine besonders wichtige Rolle. So spielt es sich jeden Zyklus ab: Zunächst steigt die Östrogenkonzentration an, bis diese für einige Zeit einen Schwellenwert überschritten hat. Diese Erhöhung sorgt auch dafür, dass sich der Zervixschleim verändert. Gynäkologen sprechen von östrogenstimuliertem Zervixschleim. Anschließend wird das LH ausgeschüttet und steigt ebenfalls allmählich an. Erreicht der LH-Wert einen bestimmten Schwellenwert, wird der Eisprung ausgelöst. Und weil der Östrogengipfel durchschnittlich 24 bis 41 Stunden vor dem Eisprung erreicht wird, ist der östrogenstimulierte Zervixschleim ein sicheres Zeichen für den unmittelbar bevorstehenden Eisprung. Dieser östrogenstimulierte Zervixschleim unterstützt die Fortbewegungsfähigkeit und Überlebensdauer von Spermien. Er ist besonders durchsichtig und flüssig. Der alkalische Schleim erleichtert nicht nur das Vorankommen der Spermien, sondern wirkt zudem wie ein Schutzmantel gegen das saure Scheidenmilieu.

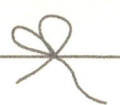

Um den eigenen Zervixschleim zu kontrollieren führt man zwei Finger in die Scheide ein und beobachtet den am Finger haftenden Schleim. Ich weiß, Ladies, aber glaubt mir, ihr gewöhnt euch daran!

Ist er dickflüssig oder milchig, ist eine Frau nicht fruchtbar. Wenn er sich mit Eiklar vergleichen lässt und man ihn durch das Trennen der Finger »spinnen« kann, ist eine Frau höchstwahrscheinlich fruchtbar. Dieser spinnbare, fruchtbare Zervixschleim stellt sich circa drei Tage vor dem Eisprung ein und ist somit ein Zeichen, das vor dem Temperaturanstieg nach erfolgtem Eisprung auf die Fruchtbarkeit hinweist.

Diese Methode wird nicht für jede Frau das Richtige sein, aber mir hat sie geholfen, meinen Körper wirklich gut einzuschätzen und ihn besser kennenzulernen. Nachdem ich jeden Tag die Temperatur und den Zervixschleim kontrolliert habe, war ich schon im zweiten Monat so weit, dass ich in den zahlreichen Kinderwunsch-Foren darüber diskutierte, was es heißt, wenn nach 14 Tagen die Temperatur immer noch nicht gefallen war. Nach 17 Tagen hielt ich meinen allerersten positiven Schwangerschaftstest in den Händen!

EIN UNGESUNDER KÖRPER WIRD NICHT SCHWANGER

»Innerhalb von drei Monaten schwanger? Nicht schlecht, Frau Micus, da hat bestimmt ein gesunder Lebensstil eine große Rolle gespielt«, kommentierte meine Frauenärztin, als ich meine Schwangerschaft in der 7. Woche offiziell bestätigen ließ.

Mein Lebensstil? Darüber hatte ich mir ehrlich gesagt noch nicht wirklich Gedanken gemacht. Ich war seit vielen Jahren Veganerin und achtete genau auf eine gesunde und nährstoffreiche Ernährung. Auch wenn es mir eigentlich egal sein konnte, wollte ich herausfinden, ob es wirklich einen Zusammenhang zwischen einer pflanzenreichen Ernährung und der Fruchtbarkeit einer Frau gibt. Ich recherchierte mal wieder.

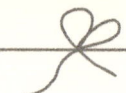

Unser Körper ist eine wahre Wundermaschine und möchte eigentlich nichts lieber als gesund sein. Er verzeiht viel. Durchzechte Nächte, jahrelanges Rauchen und eine vitaminlose Junk-Food-Ernährung. Er ist immer darauf erpicht, sich wieder zu regenerieren, ins Gleichgewicht zu bringen und einen gesunden Ursprungszustand herzustellen. Doch manchmal klappt die eigene Regeneration nicht mehr und es entstehen Krankheiten und kleine Wehwehchen wie Kopfschmerzen, Verdauungsprobleme oder Gelenkschmerzen, die die meisten Menschen allerdings nicht mal wirklich bemerken und als »normal« akzeptieren.

Unfruchtbarkeit wird definiert als die Unfähigkeit, innerhalb von zwölf Monaten trotz regelmäßigen Sexualverkehrs schwanger zu werden. Konzentriert man sich auf die natürlichen Ursachen der Unfruchtbarkeit wird einem klar: Es ist eine Art Warnzeichen unseres Körpers, wenn wir nicht schwanger werden. Er bemerkt, dass wir schon »mit uns alleine« nicht gesund genug sind und weigert sich daher die erweiterte Verantwortung für ein neues Lebewesen zu übernehmen.

Übergewicht beispielsweise erhöht das Risiko, in einer Schwangerschaft an Diabetes oder erhöhtem Blutdruck zu erkranken. Daher kann es ein Warnsignal des Körpers sein, wenn er dieses Risiko nicht eingehen will.

Ursächlich für Unfruchtbarkeit können auch ein hormonelles Ungleichgewicht sowie Entzündungen im Körper sein. Und wie entstehen diese Ungleichgewichte und Entzündungen in unserem Körper? Genau: Durch unsere Ernährung. Durch tierische Fette, Milchprodukte, Industriezucker und Chemikalien. Diese Nahrungsmittel können unseren Östrogen-Level erhöhen, was somit unser komplettes Hormonsystem durcheinanderbringt.

Eine Studie der Harvard Medical School zeigt, dass nur eine Portion rotes Fleisch, Huhn oder Pute das Risiko für Unfruchtbarkeit um ein Drittel erhöhen kann. Frauen, die viele Milchprodukte zu sich nehmen, haben ein um 39 Prozent höheres Risiko, nicht schwanger zu werden. Auch wenn die Zahlen nicht jede zweite Frau betreffen, können sie be-

lastend sein. Gerade bei einem so emotionalen und wichtigen Thema wie dem Wunsch, Mutter zu werden, kann jeder Monat ohne einen positiven Schwangerschaftstest einem Weltuntergang nahekommen. Jeden Monat fiebert man aufs Neue mit, deutet jedes neue Symptom als Zeichen für oder gegen eine bestehende Schwangerschaft und hofft, während man den Teststreifen beobachtet. Da sollten doch jegliche Risiken ausgemerzt und alles versucht werden.

Also, Ladies, warum nutzt eine Frau diese Zeit nicht vernünftig und macht alles dafür, um körperlich die bestmöglichen Voraussetzungen für eine Schwangerschaft zu schaffen? Denn es gibt gute Neuigkeiten: Mit einer pflanzenbasierten Ernährung kann man all diese »Wehwehchen« größtenteils in den Griff bekommen. Pflanzen helfen dabei, unser Hormonsystem ins Gleichgewicht zu bringen, den Blutzuckerspiegel zu stabilisieren und unseren Körper optimal auf die Strapazen einer Schwangerschaft vorzubereiten. Wir bekommen Verdauungsprobleme in den Griff, stärken unsere Fruchtbarkeit und reduzieren die Wahrscheinlichkeit einer Fehlgeburt drastisch.

Und wie war das mit den Entzündungen im Körper? Eine pflanzenbasierte Ernährung (vegan) hat einen alkalisierenden Effekt auf den Körper und sorgt dafür, dass Übersäuerung und Entzündungsherde verschwinden. Unser Östrogen-Level wird wieder ausbalanciert, da die Ballaststoffe in den Pflanzen dem Körper dabei helfen, die überflüssigen Hormone loszuwerden. Und ganz nebenbei verlieren wir das überflüssige Körperfett. Denn schon eine Reduktion um nur 5 Prozent unseres Körpergewichtes hat einen positiven Einfluss auf unseren Insulinspiegel, unsere hormonell bedingte Unfruchtbarkeit und kann unseren Zyklus stabilisieren.

Ich sagte nicht, dass jeder Mensch gleich 100 Prozent vegan leben muss. Auch wenn mich dies natürlich freuen würde. Aber jede Ergänzung von Obst, Gemüse, Getreide und überhaupt pflanzenbasierten Nahrungsmitteln ist ein Weg in die richtige Richtung. Für euch, euren Körper und euer Baby. Denn ein gesunder Körper ist die beste Voraussetzung für eine schöne, beschwerdefreie Schwangerschaft und ein gesundes Baby.

Körperliche Hauptursachen für Unfruchtbarkeit

- Übergewicht
- Ovulationsprobleme, unregelmäßige oder ausbleibende Perioden
- polyzystisches Ovar-Syndrom
- Endometriose
- Myome der Gebärmutter
- Eileiterentzündung

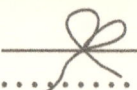

TIPP: Vegan – einfach testen!
Versuche über einen festen Zeitraum von vier bis acht Wochen darauf zu achten, dass mindestens 80 Prozent deines Speiseplans aus frischem Obst und Gemüse besteht. Zusätzlich verzichte auf jegliche tierische Produkte, falls du das nicht ohnehin schon tust. Dein Körper wird es dir danken!

2. VEGAN BASICS – DIE BESTMÖGLICHEN VORAUSSETZUNGEN FÜR EINE GESUNDE SCHWANGERSCHAFT

»›Choose life go vegan‹ – steht das wirklich auf deiner Einkaufstüte?«, fragte meine Freundin mich und belächelte meinen schicken, schwarzen Einkaufsbeutel. »Wo hast du den denn her?«

»Aus meiner veganen Abo-Box. Ich finde ihn super.«

»Es gibt vegane Abo-Boxen?«, fragte sie mich verdutzt.

»Ja, es gibt mittlerweile nahezu alles in vegan. Vegan ist aktuell ein Trendthema. Man hört es in jedem dritten Szene-Restaurant, verschiedene Magazine preisen die besten veganen Rezepte an, in nahezu jedem Supermarkt bekommt man inzwischen vegane Fleischersatzprodukte und die einfachsten Lebensmittel werden nun auch mit dem Zusatz ›vegan‹ gekennzeichnet.«

Ich finde diesen Trend großartig, bin aber schon vor vielen Jahren auf das Thema gekommen. Viele fragen mich, wann ich mich für eine vegane Ernährung entschieden habe und warum das so war. Vor circa sieben Jahren habe ich mich für eine vegane Ernährung entschieden. Damals

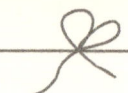

wusste noch kaum einer, was das überhaupt ist, und ich wurde von fast jedem für bekloppt erklärt. Ich weiß es noch ganz genau.

»Ich habe eine Lebensmittelunverträglichkeit und darf keine Milchprodukte und nichts Tierisches essen«, war damals meine Standarderklärung in jedem Restaurant. Das verstand jeder. Was vegan bedeutet war damals noch kaum bekannt. Doch wieso habe ich mich dafür entschieden?

MEIN START IN EIN VEGANES LEBEN

»Ich esse schon seit deiner Geburt keine Tiere mehr«, erklärte mir meine Mutter eines Tages ganz stolz. Ich bin mit dem Wissen, dass sie kein Fleisch isst, groß geworden. Sie tat es aus reiner Tierliebe. Trotzdem gab es bei uns immer viel Käse, jeden Abend einen heißen Kakao und ich bekam dennoch auf Wunsch meine Bolognese-Soße und meine Chicken-Nuggets.

Ich liebte zwar Tiere, allerdings habe ich die Verbindung noch nicht wirklich herstellen können und mich mit dem Thema auch nicht umfassend befasst. Wie wahrscheinlich die allermeisten Kinder und Jugendlichen.

Das änderte sich allerdings, als meine Großmutter an einer schweren Krebserkrankung verstarb. Nicht nur sie, zuvor auch mein Onkel und meine Mutter wurden von dieser Krankheit heimgesucht. Meine Mutter hatte allerdings das Glück, dass die Krankheit früh erkannt wurde und noch vollständig bekämpft werden konnte. Mich belastete es dennoch sehr, dass es eine Krankheit gibt, die man nur schwer heilen kann. Die einfach den eigenen Körper, womöglich innerhalb kürzester Zeit, zerstört. Ich selbst war zwar gesundheitlich topfit und jung, wollte aber dennoch wissen, was Krebs genau ist, wieso er entsteht und wie ich mich durch meine erbliche Vorbelastung davor schützen konnte.

Ich recherchierte und las, dass über 80 Prozent aller Krebsarten eben nicht erblich sind, sondern durch unsere Lebensumstände entstehen. Nicht nur durch Stress, Alkohol und Zigaretten, sondern auch maßgeblich von unserer Ernährung beeinflusst werden.

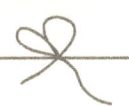

Ich mochte Alkohol noch nie, rauchte nicht und war zu dem Zeitpunkt noch eine stressfrei lebende Studentin, aber meine Ernährung war katastrophal. Ich lebte von Fertignahrung, Kaffee und Gummibärchen. Und natürlich von Light-Produkten und Energy-Drinks. Ja, kein Scherz! Bei uns wurde nie viel gekocht und Ernährung hatte keinen sonderlich wichtigen Stellenwert. Dies änderte sich auch nicht, als ich von zu Hause auszog und nun für meine Versorgung selbst verantwortlich war. Daher konnte es durchaus vorkommen, dass ich mir morgens in der Uni ein Red Bull light und eine riesige Tüte Gummibärchen holte und diese während einer Vorlesung komplett leerte. Danach war mir natürlich so schlecht, dass ich keine Lust mehr auf ein vernünftiges Mittagessen hatte. Und abends gab es ein schnelles Fertiggericht, bevor man sich mit Freunden zum Popcorn im Kino traf. Und was gab es dazu? Cola light natürlich. Dass zu viel Zucker in Getränken nicht gut für die Zähne war, hatte ich schon begriffen. Aber ich war süchtig nach Light-Getränken und allem, was Süßstoffe enthielt. Man wollte schließlich auch schlank bleiben und dies war ja die perfekte Lösung dafür.

Dass meine Ernährung keinerlei sinnvolle Nährstoffe enthielt, war mir nie wirklich bewusst. Als ich mich dann dafür zu interessieren begann, erkannte ich schnell, dass ich nicht gerade einen gesunden Lebensstil pflegte. Zumindest auf meine Ernährung bezogen. Somit bestellte ich tonnenweise Bücher, druckte verschiedene Studien aus und lernte von Grund auf alles, was man über unseren Körper, die Verarbeitung von Nährstoffen und den Einfluss unterschiedlicher Nahrungsmittel in Erfahrung bringen konnte.

Und es war ganz einfach: Obst, Gemüse und alles, was natürlicherweise auf diesem Planeten wächst, macht mich gesund, fit und verhindert die Entstehung von Krebs und anderen Erkrankungen! Tierische Produkte sowie alles, was irgendwie künstlich hergestellt wurde oder Zutaten beinhaltet, die ich nicht mal aussprechen kann, machte mich krank! Logisch eigentlich. Aber man muss sich auch erst mal Gedanken darüber machen, um so etwas zu begreifen.

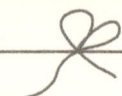

Nach und nach änderte ich mein komplettes Leben. Ernährungstechnisch. Zunächst durch viel Tofu und Sojaprodukte, die zu einer Schilddrüsenunterfunktion führten (dies war der Grund für mein Rohkost-Experiment) und dann hin zu einer vollwertigen, pflanzenbasierten Ernährung. Natürlich habe ich immer noch ab und zu Lust auf Camembert, möchte mal eine Sushi-Rolle mit Lachs kosten oder vermisse Quark mit Früchten als einfachen Nachtisch. Aber je weiter unsere Informationsquellen sich entwickeln und je mehr man über die Wirkung dieser Nahrungsmittel herausfindet, desto überzeugter bin ich davon, dass mein Körper das nicht benötigt. Ganz zu schweigen von der Art, wie unsere Nutztiere gehalten, ernährt und verarbeitet werden und dem Einfluss, den diese Nutztierhaltung auf unsere Umwelt und unseren Planeten hat.

Mittlerweile konnte ich sogar meine Mutter davon überzeugen, weitestgehend auch noch auf Milchprodukte zu verzichten, und auch sie hat ihre Lebensqualität und ihre Gesundheit seitdem enorm verbessert.

Was Veganer nicht essen

- Fleisch, Geflügel oder Fisch
- Milchprodukte wie Käse, Butter, Quark
- Eier
- manche Veganer: Honig

Vorsicht bei:
- Teigwaren wie Nudeln: einige Sorten enthalten zusätzlich zum Hartweizengrieß noch Ei
- Brote können ebenfalls tierische Zusätze enthalten
- Kekse, Backwaren enthalten meistens Ei, Butter und Milch

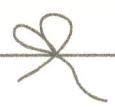

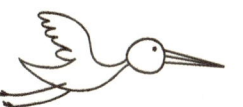

TIPP: Ein Ausnahmetag pro Woche

Wenn dich nun panische Angst bei dem Gedanken befällt, nie wieder in den Genuss von Käse zu kommen, fang langsam an. Versuche eine Woche lang, vegan zu essen, und nimm dir zum Beispiel den Sonntag als Ausnahmetag. Hier darf auch mal etwas nicht Veganes konsumiert werden. Somit entstehen keine Verbote und die Umstellung fällt dir vielleicht leichter. Glaub mir, wenn du erst merkst, wie wenig du diesen Käse brauchst, wirst du auch auf den Ausnahmetag verzichten.

WARUM VEGAN? KURZ UND KNAPP

»Der Mensch braucht Fleisch!«, hörte ich mal wieder von einem meiner Arbeitskollegen, der sich darüber lustig machte, dass ich nur einen großen Salat vor mir hatte.

»Weißt du was, ich bin diese Diskussionen so leid! Jeder muss das machen, was er für richtig hält, aber in der heutigen Zeit ist es wirklich offensichtlich, dass wir keine tierischen Produkte benötigen und jeder, der sich informiert, würde dies auch begreifen«, antwortete ich harsch.

»Ist ja gut. Was bist du denn so schlecht gelaunt heute?« Ich blickte in ein verdutztes Gesicht.

»Ach, ich kann diese Diskussionen nur einfach nicht mehr hören. Jeder Veganer würde mich verstehen«, lächelte ich.

Mein Ziel ist es nicht, jemanden zu belehren, ein komplettes Weltbild aus den Angeln zu heben oder reihenweise ein schlechtes Gewissen zu machen und alles zu verbieten. Ich möchte nur informieren und dazu anregen, eine gesunde Entscheidung zu treffen. Für jede Frau und ihr Baby. Vielleicht ernährt sich die ein oder andere ja schon vegetarisch oder vegan? Großartig. Dann untermauern die folgenden Themen nur diese Entscheidung. Ansonsten liefere ich euch einige Grundinformationen, die vielleicht dazu führen, dass ihr in Zukunft weniger tierische

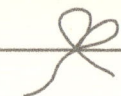

Produkte zu euch nehmen werdet. Denn jeder Schritt in ein vegan(er)es Leben ist richtig!

Fangen wir an: Natürlich ist die Tierliebe ein wichtiger Grund, warum man sich für ein veganes Leben entscheidet. Der Mythos von glücklichen Kühen und Schweinen sollte mittlerweile längst überholt sein. Unsere Nutztiere werden nicht tierlieb gehalten und auch nicht liebevoll umgebracht. Sie leiden, haben Angst, werden künstlich angefüttert, mit Medikamenten vollgestopft und von artgerechter Haltung braucht man gar nicht sprechen. Doch ich möchte vor allem die gesundheitlichen Aspekte einer tierischen Ernährung ansprechen.

Wir werden groß mit dem Gedanken, dass Milch gesund ist, dass Milch gut für unsere Knochen ist und wir durch Milch groß und stark werden. Doch was ist Milch? Milch ist das Hauptnahrungsmittel eines anderen Säugetieres und dafür da, ein Babykalb innerhalb kürzester Zeit in eine tonnenschwere Kuh zu verwandeln. Das heißt Milch enthält nicht nur wahnsinnig viele Wachstumshormone und Fette, sondern ist auch noch von einem anderen Säugetier. In der Natur würde kein anderes Lebewesen auf die Idee kommen, die Milch eines anderen Tieres zu trinken. Und schon gar nicht, nachdem es ausgewachsen ist.

Doch wir machen das. Nicht umsonst sind viele Menschen laktoseintolerant. Unser Körper verliert natürlicherweise ab einem gewissen Alter in der Kindheit das Enzym zur Verdauung unserer Muttermilch. Aber statt diesen natürlichen Prozess zu akzeptieren, fangen wir buchstäblich an, an den Zitzen einer Kuh zu saugen? Der gesunde Menschenverstand sollte hier schon eingreifen und die Unnatürlichkeit erkennen.

Aber es geht noch weiter. Eine Kuh gibt nur Milch, wenn sie ein Kalb geworfen hat. Wie wir Menschen auch nur nach der Schwangerschaft und in der Stillzeit Milch produzieren. Damit wir nun genug Kuhmilch bekommen, werden die armen Kuhmütter also derart mit Hormonen vollgepumpt, dass sie ständig Milch geben, also quasi ständig weiterstillen müssen. Während ihre Kälber ihnen entweder weggenommen und künstlich gefüttert oder getötet und gleich gegessen werden, da man mit

männlichen Tieren einfach nicht viel anfangen kann. Diese Hormone nehmen wir natürlich mit auf, was zu frühzeitiger Periode bei Mädchen, Wassereinlagerungen und Cellulite und sonstigen Symptomen führen kann. Zusätzlich werden Kühe heutzutage mit Antibiotika und anderen Chemikalien vollgepumpt, um in nicht artgerechter Haltung und mit falschem Futter am Leben zu bleiben. All diese Stoffe nehmen wir natürlich auch auf. Egal ob wir diese Milch dann noch verarbeiten, gären lassen und zu Käse oder Butter optimieren. Sie gehört ganz einfach nicht in unseren Körper!

Ich habe Eier immer geliebt, bis mir einmal jemand sagte, dass ich die Ovulation eines Huhnes essen würde. Dann war es vorbei.

Aber nicht nur das. Hühner werden ebenfalls mit Hormonen behandelt, um möglichst viele Eier zu legen, und erhalten Antibiotika und Chemie, um trotz ihrer Fettleibigkeit noch einige Monate leben zu können, sich in Massenkäfigen nicht selbst zu verletzen und an ihrem eigenen Dreck nicht zugrunde zu gehen. Auch hier werden die männlichen Küken meistens direkt getötet, da sie keine Eier legen und somit schlicht unnütz sind.

Auch wenn ihr nun weiterhin Lust auf Käse, Eier, Fleisch und Fisch verspürt, müsst ihr euch nicht schlecht fühlen. Wie gesagt, ich möchte keinem etwas verbieten. Aber versucht doch einfach, gesunde Nahrungsmittel in euer Leben zu integrieren. Beginnt jede Mahlzeit mit etwas Pflanzlichem bzw. sorgt dafür, dass der Großteil jeder Mahlzeiten aus pflanzlicher Nahrung besteht. Glaubt mir, es wird euer Leben enorm verbessern.

Weitere Gründe für ein veganes Leben

Umweltschutz
- Ein einziger Hamburger »kostet« bis zu fünf Quadratmeter Regenwald, die zu Weide- oder Ackerland umgewandelt werden.

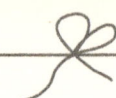
- Die Massentierhaltung sorgt für den Ausstoß von 18 Prozent aller Treibhausgase weltweit. Das verursachen nicht einmal sämtliche Autos und Flugzeuge zusammen.
- In Deutschland produzieren allein die Schweine doppelt so viele Exkremente wie die gesamte Bevölkerung. Diese Güllemassen werden jährlich auf den Feldern entsorgt, was die Fruchtbarkeit der Bevölkerung stark schädigt.
- Weltweit hungern rund 795 Millionen Menschen. In vielen ihrer Heimatländer wird pflanzliche Nahrung angebaut, die dann aber in die Industrieländer exportiert wird und als Mastfutter für Schlachttiere zum Einsatz kommt. Schlachtabfälle, die wiederum nach Afrika exportiert werden, ruinieren die Preise vor Ort, weil die Züchter und Bauern im eigenen Land nicht konkurrenzfähig sind.
- Die Vereinten Nationen prangern an, dass 100 Millionen Tonnen Mais und Getreide in den Treibstoff Ethanol verarbeitet werden, während fast eine Milliarde Menschen hungern. Die Nutztierhaltung braucht jedes Jahr 756 Millionen Tonnen Mais und Getreide, was ausreichen könnte, um die hungernde Milliarde Menschen zu ernähren. Dazu kommen circa 220 Millionen Tonnen Soja, die in der Tiermast verfüttert werden.
- Der Vegetarierbund Deutschland (VEBU) gibt an, dass es genug Lebensmittel für alle Menschen gäbe, wenn wir pflanzliche Nahrung selbst essen und nicht an Nutztiere verfüttern würden.
- Tiere werden nicht als Lebewesen, sondern als Fleischlieferanten betrachtet. Allein in den USA werden jährlich mehr Tiere getötet, als es Menschen auf der Erde gibt, nämlich über zehn Milliarden. Hühnchen oder Hähnchen werden in sechs Wochen auf ihr 30-faches Gewicht gemästet. Die für die Eierproduktion nutzlosen männlichen

Küken in den Legebetrieben werden an Ort und Stelle vergast oder bei lebendigem Leib geschreddert – in Deutschland sind dies jährlich 20 Millionen männliche Küken.

TIPP: Informiere dich!
Jeder hat andere Beweggründe für ein vegan(er)es Leben und sollte seine eigene Motivation finden. Ob aus Tierliebe, gesundheitlichen Gründen oder für die Umwelt. Informiere dich und finde deine Beweggründe – so wirst du ganz locker auf die Dinge verzichten können, die dir eigentlich »gut schmecken«.

VEGANE ERNÄHRUNG HEILT DEN KÖRPER! AUS SAUER WIRD BASISCH

»Wusstest du, dass alle Zivilisationskrankheiten ihre Ursache in einer Übersäuerung des Körpers haben?«

»Ja, Mom, das wusste ich. Und ich habe es dir bestimmt schon hundertmal erzählt.«

»Das kann ja sein, damals hat es mich aber nicht interessiert«, antwortete sie und berichtete aufgeregt weiter. »Ich habe von Studien gehört, bei denen sich herausstellte, dass Menschen ihre gesamten Krankheiten durch eine richtige Ernährung heilen konnten. Allerdings wollten die meisten das nicht und haben es vorgezogen, Tabletten zu nehmen.«

»Ich weiß«, erwiderte ich und freute mich, dass sie sich endlich mit diesem Thema auseinandersetzte.

»Also muss ich nun ganz viele basische Lebensmittel essen. Was ist denn basisch? Milch?«

»Nein, bloß nicht!«

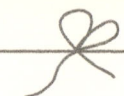

Okay. Alles Tierische ist also nicht unbedingt das Beste für unseren Körper. Gerade dann nicht, wenn wir versuchen, ein Baby zu bekommen oder wenn eine Frau bereits schwanger ist. Aber warum ist gerade eine pflanzenbasierte Ernährung so gut für uns? Und warum muss man zudem darauf achten, dass man keine zu stark industriell verarbeiteten Lebensmittel zu sich nimmt?

Glaubt mir, ich selbst bin hinsichtlich der Zubereitung von Lebensmitteln ein sehr fauler Mensch. Ich verstehe die Freude am Kochen nicht und möchte einfach nur schnell etwas zubereiten, was mir gut schmeckt. Daher war ich jahrelang ein riesiger Verfechter von Fertigprodukten und industriell Hergestelltem. Bis ich verstand, warum frisches Obst und Gemüse wirklich so gut für den Körper ist, habe ich Salat allenfalls als Beilage im Restaurant gegessen und Obst nur, wenn ich im Winter frischen Orangensaft gepresst trank und vielleicht ab und zu mal einen Apfel mit in die Uni nahm. Um zu verstehen, welche wunderbare Wirkung Obst und Gemüse vor allem auf die Regeneration eines ungesunden Körpers haben, müssen wir kurz zurück in die Schule und uns den pH-Wert vorknöpfen. Ja, ich weiß! Chemie macht keinen Spaß, aber leider müssen wir einen kurzen Schwenker in unseren früheren Chemieunterricht machen, um den pH-Wert zu verstehen. Nur ganz kurz, versprochen!

pH steht für »potential of hydrogen«, also Wasserstoff-Potential, und bezeichnet eine Maßeinheit, die angibt, wie viele Wasserstoff-Ionen in einer bestimmten Lösung vorhanden sind. Der pH-Wert einer Lösung/einer Substanz wird auf einer Skala von 0 bis 14 gemessen. In der Mitte, bei 7, ist etwas neutral, über 7 basisch und unter 7 sauer. Je mehr Ionen, umso saurer ist die Lösung. Je weniger, desto basischer. Umso saurer eine Lösung ist, umso weniger Sauerstoff hat sie also.

Warum ist das nun wichtig? Weil unser Körper einen bestimmten pH-Wert haben muss, um optimal zu funktionieren. Viele Studien beschäftigen sich mit diesem Thema und kommen regelmäßig zu dem Ergebnis, dass die meisten Krankheiten und chronischen Leiden auf einen falschen pH-Wert des Körpers zurückgeführt werden können.

Dieser Wert wird bei uns über das Blut gemessen und sollte idealerweise bei 7,365 liegen. Also leicht auf der basischen Seite. Natürlich schwankt der pH-Wert im Laufe des Tages und ist auch an verschiedenen Stellen unseres Körpers unterschiedlich. Der Darm und unsere Haut sollten leicht sauer sein. Unser Speichel eher basisch und unser Magen ist durch seine bakterienbekämpfende und nährstoffzerlegende Funktion die sauerste Umgebung.

Der pH-Wert unseres Körpers wird von unserem Lebensstil beeinflusst. Eine Übersäuerung lässt sich wesentlich leichter erreichen als ein zu basischer Blut pH-Wert. Alleine die Nebenprodukte unseres Stoffwechsels, unsere Atmung, der Zellabbau und die Bewegung führen zu einem sauren Milieu. Hauptsächlich tut das unsere Ernährung, aber auch Bewegungsmangel, Stress, Drogen, Zigaretten, Alkohol oder eine ungesunde Beziehung können unseren pH-Wert beeinflussen. Dieser wird dann zu sauer, was, insbesondere wenn dieser Zustand zu lange anhält, gravierende Folgen haben kann:

- Schnupfen
- Hautausschläge
- Sodbrennen
- Ekzeme
- Entzündungen
- Durchblutungsstörungen
- Magen-Darm-Probleme
- geschwächtes Immunsystem
- Krebs

Ihr seht schon. Angefangen bei kleinen Wehwehchen, lassen sich auch wirklich ernstzunehmende Krankheiten auf eine Übersäuerung des Körpers zurückführen. Doch wo liegt nun das Problem?

Unser Körper versucht, wie bereits erwähnt, uns immer gesund und ausgeglichen zu halten. Somit gleicht er auch unseren pH-Wert aus, so-

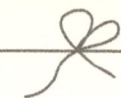

dass wir uns immer in einem leicht basischen Bereich befinden und alle Körperfunktionen optimal ausgeführt werden können.

Dies funktioniert allerdings nur, wenn wir ihn nicht zusätzlich belasten. Neben einem ungesunden Lebensstil ist vor allem eine schlechte Ernährung für eine solche mögliche Belastung verantwortlich. Gerade tierische Produkte und stark verarbeitete Lebensmittel gehören zu den »sauren« Lebensmittel, übersäuern also unseren Körper. Je mehr wir davon essen, desto schwerer fällt es unserem Körper, das Säure-Basen-Gleichgewicht wiederherzustellen.

Um vom sauren in den neutralen oder basischen Bereich zu kommen, brauchen wir Mineralien. Mineralien kann unser Körper allerdings nicht selbst herstellen. Sie müssen durch unsere Nahrung aufgenommen werden. Neben den sogenannten Basismineralien Kalzium, Magnesium, Eisen, Natrium und Kalium brauchen wir die Spurenelemente Mangan, Selen, Zink, Jod, Chrom und Kupfer. Hieraus produziert unser Körper dann Proteine, Enzyme, Neurotransmitter, Hormone und alles andere, was wir zum Funktionieren benötigen.

Versorgen wir unseren Körper nun mit genug mineralienhaltigen Lebensmitteln, hat er kein Problem, sein gesundes Gleichgewicht zu erhalten und verzeiht uns auch mal die ein oder andere Sünde. Wenn wir es allerdings übertreiben, muss er sich andere Quellen suchen, um an Mineralien zu kommen und das Gleichgewicht wiederherzustellen. Hierzu greift er dann auf unsere Knochen und Zähne zurück, was sich in Krankheiten wie Osteoporose (Knochendichteverlust) zeigen kann. Daher ist es enorm wichtig, dass wir darauf achten, unseren Körper bei diesem Neutralisierungsprozess zu unterstützen.

Welche Nahrungsmittel sind nun basisch (mineralienreich) und welche nicht? Hier muss man umdenken. Denn oft schmeckt ein Nahrungsmittel ganz anders, als es im Körper agiert. Zitronen schmecken zum Beispiel sauer, sind aber nach der Verdauung basisch, während unsere angeblich so kalziumreiche Milch zwar mild schmeckt, aber ein absolut saures Milieu in unserem Körper hinterlässt:

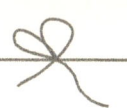

DIE WICHTIGSTEN BASISCHEN LEBENSMITTEL

- grünes Gemüse, insbesondere Blattgemüse wie Spinat, Grünkohl, Kopfsalat
- Zitronen, Limonen und Grapefruits
- Linsen und andere Hülsenfrüchte
- rohe Tomaten – gekocht sind sie hingegen säurebildend
- Wurzelgemüse wie Kartoffeln, Rüben und Daikon-Rettich
- Meeresalgen
- Miso
- Sprossen
- Stevia zum Süßen
- Mandeln, Paranüsse, Sesam, Leinsamen
- kaltgepresste Öle wie Hanf- und Leinöl
- Avocados
- geringe Mengen an Getreide wie Wildreis, Hirse, Buchweizen und Pseudogetreide wie Quinoa und Amaranth. Weizen, Hafer und brauner Reis sind leicht sauer.

DIE WICHTIGSTEN SAUREN LEBENSMITTEL UND PRODUKTE

- Alkohol und Zigaretten
- tierische Proteine (rotes Fleisch, Fisch, Geflügel, Eier)
- Milchprodukte und Käse (extrem säurehaltig)
- Chemikalien, Konservierungsstoffe, Pestizide, Schwermetalle
- Kaffee (auch wenn er entkoffeiniert ist) und schwarzer Tee
- stark verarbeitete Lebensmittel
- Honig, Maissirup, Zucker, Fruktose und Süßstoffe
- Ketchup, Mayonnaise, Senf
- verarbeitete Öle wie Margarine, Fettersatz- und Austauschstoffe, Transfette, raffinierte Pflanzenöle
- Limonaden, Energy-Drinks

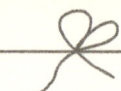

- raffinierte Getreide wie weißes Brot, weiße Nudeln und weißer Reis
- Kochsalz (besser: Meersalz)
- alle gesalzenen und gerösteten Nüsse
- verarbeitete Sojaprodukte
- Sojasoßen

Und fällt euch etwas auf? Alle genannten basischen Lebensmittel sind vegan. Daher gilt: Verzichte weitestgehend auf säurebildende Lebensmittel, vor allem tierische Produkte, und versorge deinen Körper mit Basen, um genug Energie, Kraft und Vitalität für eine gesunde Schwangerschaft zu tanken!

pH-Wert messen

Hol dir in der Apotheke oder Drogerie spezielle Teststreifen aus einem Indikator-Papier. Wenn man sie in den Harnstrahl hält, verfärben sie sich je nach Säuregrad des Urins von hellgelb bis dunkelblau. Die Farben sind in der Anleitung gekennzeichnet und zwar mit demjenigen Säuregrad, für den sie stehen. Wichtig ist dabei, dass der Streifen in den Mittelstrahl des Urins gehalten wird. Lass also zunächst einen Teil des Harns ablaufen, bevor ihr den Teststreifen hineinhaltet. Um aussagekräftige Urin-pH-Werte zu erhalten, die zuverlässige Rückschlüsse auf den Säuregrad des Körpers liefern, sollte die Messung über mehrere Tage erfolgen und jeweils zu verschiedenen Tageszeiten wiederholt werden. Messungen nach den Mahlzeiten sollten immer im Abstand von zwei Stunden gemacht werden. Die Kontrolle sollte mindestens zwei Mal täglich gemacht werden, am besten sechs Mal.

Der Säuregehalt des Urins ist abhängig von Ernährung, Psyche und Tageszeit. Entsprechend der Leberaktivität werden in der zweiten Nachthälfte mehr Säuren ausgeschieden. Deshalb sollte der erste Morgen-Urin einen leicht sauren pH-Wert aufzeigen. Das bestätigt, dass die Säuren, die sich während der Nacht im Stoffwechsel gebildet haben, auch tatsächlich ausgeschieden wurden.

Messungen sollten eine Auf- und Abbewegung bzw. einen Kurvenverlauf ergeben. Es kommt nicht darauf an, wie hoch die Schwankungen sind, sondern dass überhaupt Schwankungen da sind. Das deutet darauf hin, dass der Körper über eine natürliche Regulation des Säure-Basen-Haushalts verfügt. Ständig basischer Urin könnte auf eine massive Störung im Organismus hinweisen.

Merke: Gesunde Werte sind
· morgens zwischen pH 6,2 - 6,8
· abends zwischen pH 6,8 - 7,4

(Quelle: Zentrum der Gesundheit)

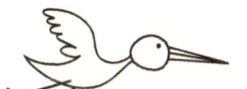 **TIPP: Rohkost**
Pflanzliche, rohe Nahrungsmittel sind ein basischer Jungbrunnen für unseren Körper und können einiges wiedergutmachen, was wir uns über die Jahre angetan haben. Gerade grüne und farbige Blattgemüse, Salate, Sprossen, Früchte, Algen, Nüsse, Samen und Körner können unseren Körper mit dem nötigen Sauerstoff, Enzymen, Vitaminen und Mineralien überfluten. Am besten roh!

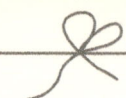

VEGAN(ER) WERDEN

»Hilfe! Jetzt kann ich den ganzen Tag nur noch Salat essen, werde niemals mehr satt werden und werde natürlich zu einem sozialen Außenseiter mutieren. Zudem ist es viel zu teuer.«

Diese Vorurteile hat jeder, der das erste Mal von einem veganen Leben hört, und ganz ehrlich, ich hatte sie auch. Doch sich vegan zu ernähren, ist ganz einfach. Und, ehrlich gesagt, kann ich diese Vorurteile auch nicht mehr hören. In der heutigen Zeit ist das Thema vegan und gesund leben so präsent und so einfach umzusetzen wie noch nie. In nahezu jedem Restaurant kann man mittlerweile vegane Alternativen wählen – sogar bei McDonalds – und es gibt genug vegane Rezeptquellen, um ein abwechslungsreiches und spannendes Menü zu zaubern. Für Kochmuffel wie mich genauso wie für leidenschaftliche Gourmet-Köche.

Also, lasst die Ausreden sein und befasst euch lieber damit, welche großartigen Auswirkungen eine pflanzenbasierte Ernährung auf euren Körper und euren Lebensstil haben wird. Und auf eure Schwangerschaft und die Entwicklung eures Babys. Wenn man sich dazu entschieden hat, einen gesünderen und pflanzenbasierten Lebensstil zu führen, kann dies wunderbare Folgen haben. Für die Lebensqualität, den eigenen Körper, die Schwangerschaft und die Seele. Kein Scherz! Es ist ein tolles Gefühl, nicht mehr an Massentierhaltung und -tötung teilzunehmen. Wichtig ist allerdings, auf ein ausgewogenes Nährstoffverhältnis zu achten und genug Obst, Gemüse und Hülsenfrüchte zu sich zu nehmen. Darauf werde ich später noch genauer eingehen. Denn auch wenn man den ganzen Tag vegane Muffins, Pommes und käsefreie Pizza zu sich nimmt, ernährt man sich zwar vegan, aber noch lange nicht gesund.

Doch auch wenn man alles richtig macht, kann es gerade in der ersten Zeit der Umstellung zu einigen negativen Symptomen kommen. Je nachdem wie man sich vorher ernährt hat, muss der Körper sich erst einmal an die neuen gesunden Lebensumstände gewöhnen. Pflanzenbasierte

Nahrung durchläuft unseren Verdauungstrakt viel schneller als Milchprodukte, Zucker und Fleisch und plötzlich hat unser Körper Zeit, sich selbst zu regenerieren. Im Zuge dessen werden Entgiftungsprozesse in Gang gesetzt. Dies passiert meist über unsere Haut und über unser Blut. Es kann also sein, dass ihr euch in der ersten Zeit zunächst »schlechter« fühlen werdet. Folgende Symptome sind ganz normal und eigentlich ein gutes Zeichen dafür, dass man auf dem richtigen Weg ist:

- Kopfschmerzen
- fettige und unreine Haut
- Müdigkeit
- Abgeschlagenheit

Auch die Verdauung kann in der ersten Zeit etwas verrückt spielen, da sie sich an die neue Nährstoffverarbeitung gewöhnen muss. Vielleicht isst man nun auch mehr rohes Obst und Gemüse, was zusätzlich eine gewisse Gewöhnungsphase benötigt. Gerade wenn man es am Abend isst. Also, wundert euch nicht, wenn ihr in der ersten Zeit etwas mehr Lüftchen im Bauch habt als sonst. Das geht alles vorbei. Die Geschmacksknospen werden sich wieder verändern und reinigen und nach und nach wird man seine Nahrung wieder viel intensiver und geschmacksreicher wahrnehmen. Gerade wenn man viele Süßstoffe zu sich genommen hat, wird sich in der ersten Zeit vielleicht alles fad und viel zu wenig süß anfühlen. Ich kenne das nur zu gut. Ich habe früher sogar frisches Obst und Säfte nur mit Süßstoff getrunken und brauchte eine ganze Weile, bis ich einen Apfel wieder als süße Frucht wahrnahm. Oder Haferflocken pur essen konnte. Das ist alles normal.

Achtet besonders in der Anfangszeit der Umstellung und jedes Mal, wenn diese Symptome auftreten, darauf, viel Wasser zu trinken. Dies ist der beste Weg, den Körper bei der Entgiftung und Ausscheidung zu unterstützen. Ein gutes Zeichen ist immer die Zunge. Je mehr Belag man nach dem Aufstehen auf der Zunge hat, desto stärker entgiftet sich der Körper. Mit der Zeit bemerkt man also auch an einer klaren, rosigen Zunge, dass man auf dem richtigen Weg ist.

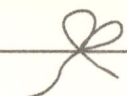
Doch ganz wichtig: Haltet durch! Denn das, was danach kommt, ist unglaublich und ihr werdet euch noch niemals so wohl in eurem Körper gefühlt haben. Vor allem auf den Hormonhaushalt wird sich diese Ernährung positiv auswirken. Unser Körper wird nämlich nicht nur durch die Pille und andere Medikamente belastet, sondern auch durch das, was den Milchprodukten und dem Fleisch an Hormonen zugesetzt ist. Diese Zutaten nimmt natürlich auch dein wunderbarer Körper auf. Zudem ist ein ungesunder Körper meist so programmiert, dass er die weitere Belastung einer Schwangerschaft nicht auf sich nehmen möchte. Auch wenn keine Krankheit ausgebrochen ist, kann es sein, dass so viel Ungesundes in dir schlummert, dass du einfach keine zusätzliche Energie zur Verfügung hast.

Das bringt vegane Ernährung

- die Haut klärt sich auf, wird rosig und strahlend
- die Augen verbessern sich
- die Verdauung regelt sich
- die Verdauungsprodukte riechen nicht mehr unangenehm
- man hat natürliche Energie und Kraft
- Cellulite verbessert sich
- die Zunge wird klar und ist frei von Belag
- man bekommt kräftige, tolle Haare
- die Nägel werden stark und lang

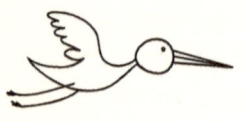

TIPP: Die Zunge als Anzeiger für die Entgiftung
Sobald der Zungenbelag morgens nahezu verschwunden ist, ist die Entgiftung/Umstellung abgeschlossen. Solange solltest du durchhalten.

3. VEGAN IN DER SCHWANGERSCHAFT – WOHER BEKOMME ICH ALLES FÜR MICH UND MEIN KIND?

»Ich bin schwanger«, sagte ich leise zu mir selbst, mit Tränen in den Augen. Das Gefühl, einen positiven Schwangerschaftstest in den Händen zu halten, war mit Abstand das Wunderschönste, Beeindruckendste und Lebensverändernste, was mir je passiert ist. Ich habe den Moment noch genau vor Augen und in meinem Herzen.

Es war circa fünf Uhr morgens und ich bin wie immer aufgestanden, um mich für die Arbeit fertig zu machen. Da ich und mein (damals noch) Freund schon länger versuchten, schwanger zu werden, beschloss ich, einen routinemäßigen Test zu machen. Ungefähr der zwanzigste Schwangerschaftstest der letzten drei Monate und ich glaubte gar nicht wirklich daran. Auch wenn meine Temperatur seit 17 Tagen erhöht geblieben ist und nicht abfiel. Was laut der natürlichen Familienplanung eigentlich ein gutes Zeichen ist. Trotzdem wollte ich keine zu hohen Erwartungen haben.

Also pinkelte ich auf das Stäbchen und machte mir erst mal mein Frühstück. Währenddessen versuchte ich, mich vorsorglich selbst mental zu

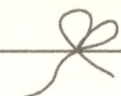

beeinflussen, um nicht aufgrund einer zu hohen Erwartungshaltung enttäuscht zu werden.

Ich hatte die Tage davor schon verschiedene Symptome gespürt: Ein komisches Ziehen im Unterleib, ein Wärmegefühl, extreme Müdigkeit und emotionale Phasen. Aber das sollte ja nicht unbedingt wer weiß was heißen. Schließlich habe ich mir in den Wochen davor auch schon mehrere Male ganz sichere, für eine Schwangerschaft sprechende Symptome eingebildet – und es war trotzdem nie so. Und wie jede Kinderwunsch-Lady weiß: Die Anzeichen für eine Schwangerschaft und die Anzeichen für den Beginn der Periode sind leider sehr ähnlich.

Also ging ich auch an diesem Morgen mit einer gespielten Lockerheit zurück ins Bad und traute meinen Augen nicht: Denn da war wirklich ein zweiter Strich. Ein extremes Hitzegefühl stieg in meinem Körper hoch und ich musste mich erst mal auf den kalten Badezimmerboden setzen, da meine Beine ganz wackelig wurden. Unwillkürlich hielt ich mir die Hand vor den offenen Mund, starrte mit großen Augen auf den immer dunkler werdenden zweiten Streifen und stammelte nur »Oh mein Gott, ich kann es nicht glauben, ich bin schwanger, ich bin schwanger« vor mich hin.

Es dauert bestimmt eine Stunde, bis ich begriff, was nun endlich passiert war. Tränen stiegen mir in die Augen, ich grinste ungläubig vor mich hin und versuchte, mir bewusst zu machen, dass ich nun bereits so etwas wie eine Mutter war. Gegen halb sieben rief ich meine eigene Mutter an, die es ebenfalls noch nicht richtig fassen konnte und erst mal fünf Minuten brauchte, bis sie mir richtig antworten konnte. Gegen sieben traute ich mich auf wackeligen Beinen zurück ins Schlafzimmer, wo mein Freund noch in den Federn lag. Ich hatte mir schon Wochen vorher tausend Pläne überlegt, wie ich ihm diese Nachricht überbringen wollte. Hatte kleine Babyschuhe bestellt, Karten geschrieben und »Papa sein für Anfänger«-Bücher gekauft. Ich wollte es als Überraschung an einem netten Abend präsentieren oder ihm das erste Ultraschallbild zu unserem Jahrestag zeigen. Doch nein, die Situation überforderte mich so dermaßen, dass ich die Nachricht einfach nicht zurückhalten konnte.

Ich lief langsam in das dunkle Schlafzimmer. »Schatz«, sagte ich und wartete, bis ein verschlafendes Murmeln aus der Stille zurückkam. »Schatz«, versicherte ich mich erneut seiner geringen Aufmerksamkeit, und das Murmeln wurde lauter.

»Ich bin schwanger«, flüsterte ich und hatte schon wieder Tränen in den Augen.

Mit einem Mal wurde mein Freund hellwach und stand kerzengrade vor mir. Ein strahlendes Gesicht sah mich an: »Wirklich?«

»Ich glaube schon«, versicherte ich und hielt ihm den Schwangerschaftstest hin, den ich die ganzen zwei Stunden nicht ein einziges Mal aus der Hand gelegt hatte. Er nahm mich in den Arm und trug mich zurück ins Bett, wo ich einfach nur in seinen Armen liegen blieb und wir eng umschlungen diesen Moment genossen. Wir werden Eltern!

Ein Planungsjunkie wie ich möchte natürlich gerade in solchen Momenten seines Lebens einfach *alles* richtig machen. Schon vor dem ersten Frauenarzttermin – bei dem ich etwa sieben Wochen schwanger war – informierte ich mich über alles, was ich nicht mehr tun sollte, nicht mehr essen sollte, vorbeugend für eine positive Schwangerschaft erledigen kann und welche Ausstattung eine Schwangere so benötigt. Ich verzichtete sogar sofort auf meine hohen Schuhe, um das Baby nicht aus meinem Bauch zu schütteln – ja, ja, ich weiß, ich wurde komisch.

In einem Kalender fing ich an, verschiedene Meilensteine zu notieren und mich auf die nächsten neun Monate vorzubereiten. Wahrscheinlich etwas übertrieben, sagte auch meine Ärztin mir beim ersten Kontrolltermin. Aber zumindest war eine kleine schwarze Blase auf dem Ultraschallbild zu erkennen, und vier Wochen später sah man auch einen Herzschlag.

»Lassen Sie das Vegane mal besser sein. Vegetarisch ist kein Problem«, hörte ich sie sagen und wusste gar nicht genau, wie ich darauf reagieren sollte. Hatte sie mir nicht vier Wochen vorher noch zu meiner Schwangerschaft gratuliert und im selben Atemzug meinen gesunden Lebensstil dafür verantwortlich gemacht? Sehr merkwürdig.

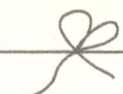

Ich habe jahrelang nach dieser Überzeugung gelebt und nun, in der Schwangerschaft, in der ich doch besonders gesund sein möchte und alles richtig machen will, soll ich nun wieder anfangen, Milchprodukte zu essen? Eier? Alles, was meines Erachtens schlecht, ungesund und absolut nicht gut für den Körper ist?

So einfach ging das nicht. Aber ich wollte natürlich auch nichts falsch machen und vor allem das kleine Lebewesen in meinem Körper unter keinen Umständen schädigen. Also bestellte ich mir beim nächsten Mittagessen mit meiner Arbeitskollegin erst mal einen großen Salat mit Ei. Sie sah mich nur verdutzt an und fragte, ob mit der Bestellung etwas falsch gelaufen sei. Nein, antwortete ich. Ich probiere nur mal etwas Neues aus. Denn ich wollte ja auch noch keinem erzählen, warum es plötzlich Eier auf meinem Speiseplan gab. »Du bist also endlich vernünftig geworden!«, konterte sie und freute sich.

Doch es ging einfach nicht. Ich aß meinen Salat und stocherte gekonnt neben den Eihälften herum, um sie nicht auf meine Gabel zu bekommen. Am Ende lagen nur noch vier Viertel und ein bisschen zerbröseltes Eigelb auf meinem Teller – ich konnte es einfach nicht essen. Sogar der dezente Geschmack von den Salatblättern, die etwas mit dem Eigelb in Berührung gekommen sind, schlug mir noch auf den Magen.

»Ah ja!«, sagte meine Kollegin enttäuscht. »Also doch zu früh gefreut.«

Zu viele Jahre habe ich mich mit den Vorteilen meiner Ernährung und den Nachteilen von Ei befasst. Es ging nicht. Und es musste eine andere Lösung geben. Jetzt wird es ernst: Ich habe nicht mehr nur die Verantwortung für mich, sondern auch für ein kleines Lebewesen! Ich esse für zwei! Ich muss also informierter sein als je zuvor. Ich verbrachte somit die ersten Abende nach der Arbeit und jede freie Minute in meiner Mittagspause damit zu googeln, zu lesen und mich zu informieren. Und ich fand beruhigende Bestätigung, dass eine vegane Lebensweise in allen Phasen des Lebens zu empfehlen und gesundheitlich absolut unbedenklich ist.

Ich kann davon ausgehen, dass eine Schwangerschaft vegan noch problemloser und entspannter wird: ohne Verdauungsbeschwerden, ein leich-

terer Umgang mit Übelkeit und ein Baby, dem es hoffentlich großartig gehen wird.

Das hörte sich alles sehr gut an, aber man muss planen. Wichtig ist in diesem Zusammenhang besonders, sich nicht einfach »nur« vegan zu ernähren, sondern genau auf die Nährstoffe, die man benötigt, zu achten und dem eigenen Körper sowie dem Baby alles zu geben, was es braucht.

Ich bin immer überzeugter von meiner Ernährung und happy zu sehen, dass es so viele glückliche vegane Schwangere gibt, die gesunde Kinder auf die Welt gebracht haben. Auch wenn es wohl wirklich noch ein Nischen-Thema ist und von Vorurteilen und Unwissenheit stark belastet wird. Eine vegane Schwangerschaft soll sogar Vorteile haben und übliche Schwangerschaftsbeschwerden gar nicht erst auftauchen lassen.

Doch was ist mit dem Baby? Gerade wenn wir im ersten Trimester von Übelkeit und Unwohlsein geplagt werden, garantieren wir durch pflanzliche Kost die meisten Nährstoffe für unser Kind. Und auch in den folgenden Wochen sorgt eine gut geplante, vegane Ernährung für die perfekte Versorgung unseres Babys.

Und was heißt hier gut geplant? Ich habe schon immer darauf geachtet, neben Obst und Gemüse auch weitere gesunde Kohlenhydrate und Proteine zu mir zu nehmen. Doch war das wirklich immer genug? Wie viel Fett brauche ich eigentlich und kann mein Baby von den pflanzlichen Proteinen, die ich esse, wachsen und gedeihen?

KOHLENHYDRATE, EIWEISSE UND FETTE

»Du möchtest doch auch ein gesunder und fitter Vater sein, damit du genug Energie hast, um hinter deinem Kind herzulaufen, oder nicht?« Ich steckte mal wieder in einer Diskussion mit meinem Mann. »Lass uns doch beide einfach etwas gesünder essen«, versuchte ich es erneut.

»Gesünder als du ohnehin schon isst?« Er blickte mich vorwurfsvoll an.

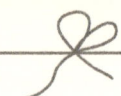
»Ich muss jetzt extra genau darauf achten, dass ich alles bekomme, was mein Kind zum Wachsen braucht. Und ein bisschen mehr gesunde Kohlenhydrate würden dir auch gut tun. Anstatt nur leeres Pappbrot zu essen.«

»Schmeckt aber nicht so gut«, antwortete er, während er in sein Weizentoast biss. Ich gab die Hoffnung erneut auf.

Eine bedarfsgerechte Ernährung ist die Voraussetzung für einen ungestörten Schwangerschaftsverlauf. Der Organismus der schwangeren Frau ist so ausgerichtet, dass die Versorgung des Ungeborenen in jeder Phase gewährleistet wird. Deshalb sollte darauf geachtet werden, dass der intensive Nährstofftransport zum Baby den weiblichen Organismus nicht an Nährstoffen verarmen lässt. Die Ernährung ist also dem veränderten Nährstoffbedarf anzupassen.

Wie wir oben gesehen haben, steigt der Energiebedarf einer schwangeren Frau; ab dem vierten Monat im Durchschnitt um etwa 250–300 Kalorien pro Tag. Dieser Mehrbedarf ist auf das Wachstum des Babys und der Plazenta zurückzuführen. Im Vergleich zum erhöhten Nährstoffbedarf ist der Mehrbedarf an Energie allerdings gering. Deshalb sollten Lebensmittel mit einer hohen Nährstoffdichte (hoher Nährstoffgehalt und niedriger Energiegehalt) bevorzugt werden. Es geht also nicht unbedingt nur darum, mehr zu essen, sondern dem Körper mehr Nährstoffe zuzuführen. Daher ist gerade in einer Schwangerschaft eine gesunde Ernährung sehr wichtig. Die Hauptnährstoffe sind dabei Kohlenhydrate, Eiweiße und Fette.

GESUNDE KOHLENHYDRATE IN DER SCHWANGERSCHAFT

Kohlenhydrate führen dem Körper Energie zu. Das ist vor allem in der Schwangerschaft sehr wichtig, da auch das ungeborene Baby Energie braucht, um sich zu entwickeln. Die richtige Wahl der Lebensmittel ist entscheidend, um die Schwangere und ihr Baby optimal mit Kohlenhydraten zu versorgen.

Der Anteil der Kohlenhydrate sollte 55 Prozent der Gesamtenergiezufuhr betragen, was circa 260–300 Gramm pro Tag entspricht. Dabei sollten

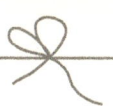

langkettige, also komplexe Kohlenhydrate bevorzugt werden, die den Blutzuckerspiegel langsam und kontinuierlich ansteigen lassen. Zudem haben komplexe Kohlenhydrate einen weiteren Vorteil, da in ihnen meist noch eine Menge anderer guter Sachen enthalten sind, wie Vitamine, Mineralien, Enzyme, Proteine und Ballaststoffe. Der zusätzlich hohe Ballaststoffgehalt ist, wie wir oben gelernt haben, besonders interessant.

Wichtig dabei ist zusätzlich eine reichliche Flüssigkeitszufuhr (mindestens zwei Liter am Tag), da durch die Quellung der Ballaststoffe ein höheres Stuhlvolumen erreicht und somit die Verdauung beschleunigt wird.

Der Anteil an Süßigkeiten, also kurzkettigen einfachen Kohlenhydraten, sollte 10 Prozent der gesamten Kohlenhydratzufuhr nicht überschreiten (dies entspricht etwa 40 Gramm Zucker bzw. weniger als 0,5 Liter Limonade oder Fruchtsaftgetränk). Oder man verzichtet ganz darauf. Warum? Zucker ist eine Droge.

Dies hört sich dramatisch und übertrieben an, ist aber so. Zucker entzieht dem Körper Mineralien und lasst den pH-Wert in den Keller sinken. Zusätzlich sorgt er dafür, dass die Bauchspeicheldrüse komplett überfordert wird, sich falsche Bakterien im Darm ansiedeln (Candida), unser Nervensystem belastet und das Immunsystem negativ beeinflusst wird. Wenn man in einem medizinischen Scan Krebszellen sichtbar machen möchte, wird dem Körper eine Zuckerlösung injiziert. Das sagt doch schon alles. Zucker ernährt Krebszellen.

Aber ich kann euch alle verstehen, es ist wahnsinnig schwer, mit dem Zucker aufzuhören, denn Zucker macht süchtig und wir sind jahrelang trainiert worden, uns mit Zucker und Süßem zu belohnen. Da kann man nicht von einem Tag auf den anderen komplett darauf verzichten. Will man vielleicht auch nicht. Aber trotzdem möchte ich euch kurz erklären, was Zucker (Glukose) in unserem wunderbaren Körper macht.

Wenn Glukose in den Blutkreislauf gelangt, schüttet die Bauchspeicheldrüse Insulin aus. Insulin ist ein lebensnotwendiges Stoffwechselhormon und hat viele verschiedene Aufgaben. Die Wichtigste ist allerdings, dass Insulin den Glukosespiegel regulieren soll. Dies macht es, indem es die

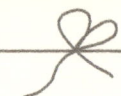

aufgenommene Glukose, also den Zucker, so schnell es geht in die Zellen transportiert und es somit als Brennstoff zur Verfügung stellt. Hat die Zelle bereits genug Brennstoff, speichert das Insulin die überflüssige Glukose als Fettzellen ab. Für eine schnelle Energiezufuhr in harten Zeiten, die für uns heutzutage allerdings nicht mehr eintreten.

Wenn wir aber zu viel Zucker und unraffinierte Kohlenhydrate zu uns nehmen, kann es passieren, dass ständig Insulin ausgeschüttet werden muss und der Körper dadurch langsam insulinresistent wird. Das heißt, er kann das Blut nicht mehr so gut regulieren, wie er eigentlich müsste, und es wird zu viel Insulin und zu viel Glukose durch den Körper gejagt. So können nicht nur Diabetes und Fettleibigkeit entstehen, sondern auch eine Vielzahl anderer Krankheiten, die kein Mensch haben will.

Ich sage nicht, dass wir nie wieder Zucker oder Süßigkeiten oder auch mal ungesunde Kohlenhydrate essen sollten. Glaubt mir, ich könnte niemals auf meine geliebten Gummibärchen verzichten, auch wenn ich mittlerweile auf die vegane Variante umgestiegen bin. Doch gerade in der Schwangerschaft und mit dem Risiko einem möglichen Schwangerschaftsdiabetes sollte eine Frau bessere Entscheidungen bezüglich Zucker und Kohlenhydraten treffen.

Der glykämische Index eines Nahrungsmittels ist ein Maßstab dafür, wie schnell und wie hoch ein bestimmtes Kohlenhydrat den Blutzuckerspiegel ansteigen lässt. Man misst ihn mit einer numerischen Skala, die die Werte 0 bis 100 umfasst. Da weißer Zucker ausschließlich aus Kohlenhydraten besteht, wird ihm der Wert 100 zugewiesen und er bildet somit den Endpunkt der Skala. Nahrungsmittel mit einem hohen Glyx-Wert sind also fast ausschließlich raffinierte, einfache Kohlenhydrate. Allerdings kann man im Umkehrschluss nicht sagen, dass Lebensmittel mit niedrigen Glyx-Werten automatisch komplexe, gesunde Kohlenhdyrate sind.

Den Unterschied zwischen einem hohen und einem niedrigen Glyx-Wert machen die im Nahrungsmittel enthaltenen Ballaststoffe. Denn Ballaststoffe verlangsamen den Zuckerabbau und verhindern, dass der Blutzuckerspiegel verrückt spielt.

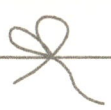

Man sollte also darauf achten, besonders viele pflanzliche Lebensmittel mit einem niedrigen Glyx-Wert zu sich zu nehmen. Als Faustregel lässt sich ein Wert von unter 60 nennen. Hirse und Kartoffeln liegen ein bisschen darüber, haben aber wertvolle Bestandteile.

Gesunde Kohlenhydrate und ihr Glyx-Wert pro Gramm:

Getreide
- brauner Reis   48
- Quinoa   53
- Hirse   71
- weißer Reis   56
- Bulgur   48
- Buchweizen   54

Bohnen
- schwarze Bohnen 30
- Kidneybohnen   28
- rote Linsen   26
- Sojabohnen   18
- Kichererbsen   28

Gemüse
- Kartoffeln   85
- Süßkartoffeln   59
- Mais   48
- Karotten   47

Übrigens: Die meisten Gemüse haben einen Wert von 0.

Früchte
- Apfel   38
- Banane   52
- Kiwi   53
- Pfirsich   42
- Birne   38
- Ananas   59
- Mango   51
- Orange   42
- Trauben   53

Besonders viele gesunde Kohlenhydrate sind in Kartoffeln, Vollkornprodukten oder Reis enthalten. Am nährstoffreichsten sind Getreideprodukte wie Vollkornnudeln oder Vollkornbrot: Sie sind sehr vitaminreich und liefern viele Mineralstoffe und Ballaststoffe. Das macht sie zu den gesündesten Kohlenhydratlieferanten.

Vollkornprodukte sind nähr- und ballaststoffreicher als Produkte aus weißem Mehl, beispielsweise Weißbrot, helle Nudeln oder süßes Gebäck.

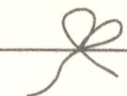

Egal ob vegan oder nicht vegan. Wenn man gerne Müsli isst, sollte man auf Fertigmischungen weitgehend verzichten, da diese oft sehr zuckerhaltig sind. Stattdessen kann man sein Müsli ganz leicht aus verschiedenen Getreideflocken selbst mischen. Getreide enthält außerdem viel Eisen – ein lebensnotwendiges Spurenelement, das vor allem in der Schwangerschaft sehr wichtig ist. Obst ist eine ideale Kombination zum Müsli, da das enthaltene Vitamin C die Eisenaufnahme unterstützt.

Kartoffeln – lieber gepellt statt gebraten – sind ein wichtiger Lieferant von Ballaststoffen, Spurenelementen und Vitaminen. Sie waren in meiner Schwangerschaft mein absolutes Grundnahrungsmittel. Gepellt oder als selbst zubereitetes Püree versorgen sie den Körper am besten mit Nährstoffen. Bratkartoffeln oder Pommes frites hingegen sollten eher vermieden werden. Mein Tipp: ganz fettfrei im Ofen gebackene, selbst gemachte Pommes schmecken auch großartig! Und in den ersten Monaten der Morgenübelkeit kann Kartoffelbrei Wunder wirken.

. . . .

Versteckter Zucker

Zucker ist Zucker. Und egal, ob es der »von Natur aus enthaltene« Fruchtzucker oder sonst was ist, gesund ist er nicht. Daher achtet auf folgende Begriffe:

- brauner Zucker
- Maissüßungsmittel
- Maissirup
- Traubenzucker
- Fruchtzucker
- Fruchtsaftkonzentrat
- Honig
- Invertzucker
- Laktose (Milchzucker)
- Maltose (Malzzucker)
- Malzsirup
- Ahornzucker
- Ahornsirup
- Melasse
- Rohzucker
- Rohrzucker (Haushaltszucker)
- gesüßtes Carobpulver

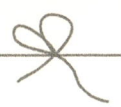

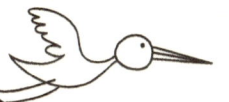

TIPP: Naturreis
Im Vergleich zu weißem, geschältem Reis enthält Naturreis mehr Ballaststoffe, Mineralstoffe und Vitamine. Auch
Reis, der nach dem Parboiled-Verfahren hergestellt wird, ist besonders
nährstoffreich.

PROTEINE IN DER SCHWANGERSCHAFT

»Woher bekommt du denn das ganze Eiweiß, das das Kind zum Wachsen
braucht, wenn du nicht mal Eier essen willst?«, fragte meine Freundin besorgt.

»Es gibt wunderbare vegane Eiweißquellen. Da brauche ich keine Eier.«
Da Eiweiß unter anderem für den Aufbau von Körpersubstanz benötigt
wird, ist der Eiweißbedarf in der Schwangerschaft erhöht. Um ein aus-
reichendes Wachstum des Fötus zu gewährleisten, empfiehlt sich ab dem
vierten Monat eine Proteinzufuhr von 1,3 Gramm Eiweiß pro Kilogramm
Körpergewicht. Dies entspricht bei einer 60 Kilo schweren Frau etwa 78
Gramm Eiweiß.

Gerade als Veganer ist der Proteinbedarf immer ein heikles Thema, da
wir einfach gelernt haben, dass Protein in tierischen Produkten zu finden
ist. Doch auch pflanzenbasiert lässt sich eine proteinreiche Ernährung garantieren, allerdings muss man hier etwas mehr essen als beim vergleich-
baren tierischen Produkt.

Gesunde pflanzliche Proteinquellen sind vor allem in Bohnen, Getreide, Nüssen und Sojaprodukten enthalten. Zudem ist das Fleischersatzpro-
dukt Seitan eine ausgezeichnete vegane Proteinquelle.

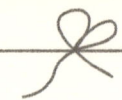

PPFLANZLICHE PROTEINQUELLEN

16–41 g	12–15 g	7–11 g	1–6 g
Lupinenmehl 41 g / 100 g	Quinoa 15 g / 100 g	Weiße Bohnen gekocht 9 g / 100 g	Erbsen gekocht 6 g / 100 g
Sonnenblumen-kerne 27 g / 100 g	Veggie Würstchen 13 g / 100 g	Weizenvollkornbrot 8 g / 100 g	Sojajoghurt natur 4 g / 100 g
Erdnussbutter 26 g / 100 g	Spaghetti 12 g / 100 g	Linsen gekocht 8 g / 100 g	Sojadrink natur 4 g / 100 g
Rote Linsen getrocknet 23 g / 100 g		Kidneybohnen in Dosen 7 g / 100 g	Spinat 3 g / 100 g
Seitan 21 g / 100 g		Kichererbsen in Dosen 6,5 g / 100 g	Brokkoli 3 g / 100 g
Limabohnen ungekocht 21 g / 100 g			Prinzessbohnen 1,6 g / 100 g
Mohn 20 g / 100 g			
Tempeh 19 g / 100 g			
Mandeln 19 g / 100 g			
Cashewkerne 17 g / 100 g			
Pfifferlinge getrocknet 16 g / 100 g			
Sojabohnen gekocht 16 g / 100 g			
Tofu fest 16 g / 100 g			

(Quelle: peta.de)

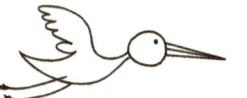

TIPP: Vegane Proteindrinks
Wenn man wirklich Probleme hat, den erhöhten Eiweißbedarf in der Schwangerschaft zu decken, kann man
auch zu einem veganen Proteindrink greifen. Hier gibt es viele gesunde
und leckere Proteinmischungen aus Erbsen- oder Reisprotein.

DIE RICHTIGEN FETTE IN DER SCHWANGERSCHAFT

»Fischölkapseln werden ab der 12. Schwangerschaftswoche zu den normalen Schwangerschaftsvitaminen empfohlen«, las ich in einer Werbe-
broschüre meiner Frauenärztin. Fischöl?, fragte ich mich. Es ist doch
schon seit Jahren bekannt, dass man zwar Omega-3-Fettsäuren braucht,
aber Fischöl dafür eindeutig die falsche Quelle ist, dachte ich mir und kon-
frontierte meine Frauenärztin damit.

»Sie können selbstverständlich auch auf vegane Omega-3-Fettsäuren
zurückgreifen. Aber eigentlich braucht man während der Schwangerschaft
gar nicht unbedingt mehr Fett. Achten Sie einfach weiterhin auf eine gesunde Ernährung. Ihre Werte sehen super aus und Sie sind perfekt versorgt mit
allem.« Sie beruhigte mich sehr und mich bedrängte ein Problem weniger.

Der Fettbedarf ist in der Schwangerschaft nicht erhöht, die Zufuhr
sollte weiterhin bei 30 bis 35 Prozent Fett am Tag bleiben. Allerdings sollte auf eine ausreichende Zufuhr von Linolsäure geachtet werden. Diese
Fettsäure ist hauptsächlich in pflanzlichen Ölen enthalten (Sonnenblumenöl, Maiskeimöl, Leinöl). Viele wertvolle Inhaltsstoffe der Fette gehen
beim Erhitzen verloren. Deshalb empfiehlt es sich, täglich einen Esslöffel
kaltgepresstes Oliven-, Soja-, Distel- oder Sonnenblumenöl kalt zu verzehren, beispielsweise auf dem Brot oder als Salatdressing.

Fettsäuren sind Bestandteile der in Lebensmitteln vorkommenden
Fette. Je nach chemischer Struktur lassen sich Fettsäuren in verschiedene

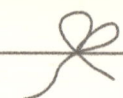
Gruppen einteilen: gesättigte, einfach ungesättigte und mehrfach ungesättigte Fettsäuren.

Gesättigte Fettsäuren besitzen keine Doppelbindung im Molekül, einfach ungesättigte Fettsäuren eine und mehrfach ungesättigte Fettsäuren zwei oder mehr Doppelbindungen. Je nach Position der letzten Doppelbindung im Molekül unterscheidet man Omega-3-, Omega-6- und Omega-9-Fettsäuren. Fettreiche tierische Lebensmittel wie Butter, Käse, Fleisch oder Wurst enthalten vor allem gesättigte und einfach ungesättigte Fettsäuren. Auch Kokosfett und Palmöl bestehen überwiegend aus gesättigten Fettsäuren. Einfach ungesättigte Fettsäuren (vor allem Ölsäure, eine Omega-9-Fettsäure) sind reichlich in pflanzlichen Ölen wie Oliven- und Rapsöl enthalten. Mehrfach ungesättigte Fettsäuren kommen vor allem in pflanzlichen Ölen vor.

Während gesättigte und einfach ungesättigte Fettsäuren vom Körper selbst hergestellt werden können, müssen die mehrfach ungesättigten Fettsäuren Linolsäure (Omega-6-Fettsäure) sowie α-Linolensäure (Omega-3-Fettsäure) dem Körper mit der Nahrung zugeführt werden. Sie werden daher auch als essentiell bezeichnet. Man sieht sehr schön, dass wir den tierischen Mist eigentlich nicht in unserer Nahrung haben müssen und nur auf den Ausgleich durch ungesättigte Fettsäuren achten müssen. Diese Omega-3-Fettsäuren gehören zu den essentiellen Fetten, das bedeutet: Wir müssen die Omega-3-Fettsäuren zu uns nehmen, da unser Körper sie nicht selbst herstellen kann.

Doch wozu werden Omega-3-Fettsäuren konkret benötigt? Nahezu überall im Körper sind die wertvollen Fettsäuren vonnöten:

- für die Produktion von Hormonen
- für die Eiweißsynthese
- für den Zellstoffwechsel
- für die Versorgung der Gelenke mit Schmierstoff
- für die Vermeidung von Entzündungen
- für die Feuchtigkeit und Spannkraft von Haut und Haaren

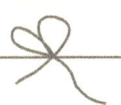

- für die Bildung der körpereigenen Abwehrzellen
- für den Schutz vor Infektionskrankheiten

Wer also darauf achtet, seinen täglichen Bedarf an Omega-3-Fettsäuren zu decken, beugt damit eindeutig zahlreichen Erkrankungen vor.

Schwangere und Stillende haben einen erhöhten Bedarf an Omega-3-Fettsäuren. Sie sind für die gesunde Gehirnentwicklung des Babys ganz entscheidend. Wissenschaftliche Studien konnten das belegen: Kinder, die über die Mutter während der Schwangerschaft und Stillzeit ausreichend mit den wertvollen Fettsäuren versorgt wurden, können ausgeprägtere kognitive und motorische Fähigkeiten aufweisen. Auch das Sprachvermögen des Kindes wird durch Omega-3-Fettsäuren verbessert. Die ungesättigten Fettsäuren sind aber nicht nur für das ungeborene Baby wichtig. Es gibt Vermutungen, dass die Gefahr für eine Frühgeburt und für den sogenannten Babyblues und postpartale Depressionen gemindert wird, wenn die Schwangere ausreichend Omega-3-Fettsäuren zu sich nimmt. Denn erst wenn das Baby mit ausreichend Omega-3-Fettsäuren versorgt ist, holt sich auch der Körper der Mutter die wichtigen Fettsäuren. Die wichtigsten Quellen für Omega-3-Fettsäuren sind Leinöl und Leinsamen, Hanföl, Walnussöl, Rapsöl, Chia-Samen.

Wichtig: Leinöl sollte nicht erhitzt werden und eignet sich deshalb nur für die kalte Küche. Nach Anbruch sollten Leinölflaschen im Kühlschrank gelagert und zügig verbraucht werden. Aufgrund des niedrigen Schmelzpunkts kann Leinöl auch im Tiefkühlfach aufbewahrt werden und ist dort mehrere Wochen lagerbar.

Leinsamen enthalten ebenfalls viel α-Linolensäure. Da sie jedoch sehr klein sind und deshalb meist unzureichend gekaut werden, bleibt der Großteil der Inhaltsstoffe für das menschliche Verdauungssystem unzugänglich. Um die enthaltenen Omega-3-Fettsäuren verwerten zu können, sollten Leinsamen deshalb kurz vor dem Verzehr geschrotet oder gequetscht werden. Anschließend können sie beispielsweise in Salate oder Müsli gemischt werden.

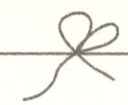

Chia-Samen – das Superfood

Chia-Samen haben eine hohe Nährstoffdichte, wodurch sie den Speiseplan bereits durch kleine Dosierungen sinnvoll ergänzen können, beispielsweise über das Anreichern von Müslis, als pflanzliches Geliermittel oder Ei-Alternative für veganes Gebäck. Diesbezüglich liefern Chia-Samen durchschnittlich 19 Gramm Omega-3-Fettsäuren und 7 Gramm Omega-6-Fettsäuren pro 100 Gramm. Entsprechend haben Chia-Samen ein sinnvolles Verhältnis von Omega-6- zu Omega-3-Fettsäuren, da sie vor allem reich an α-Linolensäure sind. Laut Novel-Food-Verordnung sollte die tägliche Zufuhr von 15 Gramm Chia-Samen (circa 1,5 EL pro Tag) allerdings nicht überschritten werden.

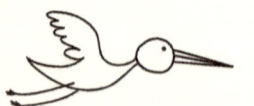

TIPP: Chia-Pudding
Über Nacht 15 Gramm Chia-Samen mit Pflanzenmilch und veganer Süße vermengt im Kühlschrank stehen lassen und ihr habt einen wunderbar leckeren veganen Pudding gezaubert!

VITAMINE UND MINERALIEN

»Laut der Academy of Nutrition and Dietetics, ein Zusammenschluss von mehr als 70 000 Ernährungsberatern, Forschern, Medizinern und Branchenvertretern, gilt es als erwiesen, dass gut geplante vegetarische Ernährungsformen, inklusive streng vegetarischer oder veganer Ernährungsformen, gesund und nährstofftechnisch angemessen sind sowie Gesundheitsvorteile bezüglich der Prävention und Behandlung von gewissen Gesundheitszuständen haben können. Gut gestaltete vegetarische Ernährungsformen sind für Personen während aller Lebensabschnitte, inklusive

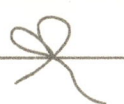

Schwangerschaft, Stillzeit, Säuglingsalter, Kindheit und Jugend sowie für SportlerInnen geeignet«, zitierte ich am Esstisch meiner Schwiegereltern, als ich mich mal wieder für meine Lebensweise rechtfertigen musste.

»Bist du denn sicher, dass das Kind auf diese Weise genug Vitamine bekommt, um wachsen zu können? Nicht dass es später Probleme gibt?«, erwiderte meine Schwiegermutter.

»Nein. Ich habe mich gut informiert und plane gut. So kann nichts schiefgehen«, antwortete ich stolz. »Aber du hast recht, man muss sich schon damit befassen. Nicht nur in der Schwangerschaft, sondern auch in der Stillzeit, damit man auch selbst fit bleibt. Das Kind holt sich ohnehin, was es braucht.«

Es gibt verschiedene Vitamine und Mineralien, von denen der Körper in einer Schwangerschaft einfach mehr benötigt. Ein pränatales Vitaminpräparat wird hier die meisten Vitamine abdecken, allerdings hat man immer mehr davon, wenn man natürliche Quellen findet und alles weitgehend über seinen täglichen Ernährungsplan aufnehmen kann.

Dieses Thema hat mich vor allem am Anfang meiner Schwangerschaft sehr beschäftigt. Ich habe mich nie wirklich aktiv mit den Inhaltsstoffen meiner veganen Mahlzeiten beschäftigt und bin immer davon ausgegangen, automatisch das zu bekommen, was mein Körper braucht. Doch um wirklich zu garantieren, dass auch das kleine ungeborene Wesen in meinem Körper richtig versorgt wird, ist es wichtiger als je zuvor, ab und zu darauf zu achten, auch die richtigen Nahrungsmittel zu sich zu nehmen. Keine Angst! Dies geht ganz leicht und ohne viel Aufwand!

Also, was brauchen wir alles in der Schwangerschaft und warum?

VITAMINE A, C, D UND K

»Wusstest du, dass Vitamin D ein Vitamin ist, das unser Körper selbst herstellen kann?«, fragte ich meinen Mann interessiert.

»Und wie?«

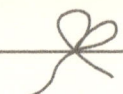

»Wir müssen mindestens 30 Minuten jeden Tag in die Sonne. Und dürfen dabei keinen Lichtschutzfaktor oder Ähnliches auftragen. Dann reicht es, wenn die Sonne nur an die Arme und ins Gesicht kommt.«

»Dann habe ich bestimmt einen Vitamin-D-Mangel, ich komme kaum aus dem Büro. Gerade im Winter nicht.«

»Na, dann nimmst du ab jetzt auch einfach meine Vitamin-D-Tropfen«, verkündete ich stolz.

»Du mit deinen Vitaminen«, wurde ich belächelt. »Und was brauchst du noch?«

Vitamin A ist wichtig für das Wachstum und die Entwicklung der Zellen, Knochen, Augen, Haut, Zähne und des Immunsystems. Hier ist es vor allem auch wichtig, darauf zu achten, nicht zu viel Vitamin A in der Schwangerschaft zu sich zu nehmen. Denn obwohl der Bedarf leicht erhöht ist, kann eine zu hohe Aufnahme dieses Vitamins zu Missbildungen des Säuglings führen. Deshalb ist von übermäßigem Verzehr und dem Einsatz von Vitaminpräparaten abzuraten, vor allem im ersten Schwangerschaftsdrittel. Daher sollen Leber und leberhaltige Nahrungsmittel nicht konsumiert werden. Seht ihr, mal wieder ein Argument für die pflanzenbasierte Ernährung.

Beim Verzehr von Provitamin A (Beta-Carotin) hingegen besteht nicht die Gefahr einer Überdosierung. Dieses kommt in allen gelb-orangen Gemüsen und besonders in der Karotte vor.

- vegane Quellen: grünes Gemüse, Karotten, Kürbis, Rote Paprika, Vollkorn (Haferflocken), Mangos, Aprikosen

Vitamin C produziert Kollagen, ein essentielles Protein bei der Produktion von Knorpeln, Muskeln, Blutgefäßen und Knochen des Babys. Zudem hilft es bei der Aufnahme von Eisen und beugt Infektionen vor. Ein Mangel kann das Risiko, in der späteren Schwangerschaft an Präeklampsie (Schwangerschaftsvergiftung) zu erkranken, erhöhen und zu vorzeitigen Wehen führen.

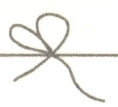

- vegane Quellen: Orangen, Zitronen, Brokkoli, Kohl, Paprika, Tomaten, Beeren, Mango, Melonen

Vitamin D hilft bei der Absorption von Kalzium und ist somit für die Knochen- und Zahnbildung wichtig.

- Quellen: Sonnenlicht

Vitamin K ist wichtig für die Blutgerinnung und verhindert somit auch zu starken Blutverlust nach der Geburt.

- vegane Quellen: Rapsöl, Olivenöl, Avocados, Haferflocken, Bananen

B-VITAMINE

»Jetzt kann ich meine Vitamin-B-Spritzen nicht mehr nehmen. Ich stehe doch keine Injektion in den Babybauch«, stellte ich fest.

»Sehr gut. Ich konnte das eh nie mit ansehen«, erwidert mein Mann.

Vitamin B ist neben Vitamin D die zweite Gruppe, die man in einer veganen Ernährung supplementieren sollte, alles andere kann man durch gut geplante Lebensmittel aufnehmen.

Der Bedarf an Vitaminen der B-Gruppe ist in der Schwangerschaft im Allgemeinen leicht erhöht. Aufgrund der erhöhten Eiweißzufuhr ist der Bedarf an Vitamin B6 um 58 Prozent erhöht. Reich an diesen Vitaminen sind insbesondere Vollkornprodukte, Bierhefe und einige Gemüsesorten. Zu beachten ist jeweils eine schonende Zubereitung der Speisen, um Vitaminverluste zu minimieren.

Vitamin B1 wird vor allem dafür verwendet, Kohlenhydrate in Energie umzuwandeln und ist daher vor allem bei Schwangerschaftsmüdigkeit wichtig. Des Weiteren unterstützt es die Produktion roter Blutzellen des Babys.

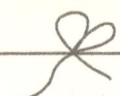

- vegane Quellen: Haferflocken, Erbsen, Rosinen, Blumenkohl, Nüsse, Mais, Sonnenblumenkerne

Vitamin B2 hilft dem Körper, aus Fetten und Proteinen sowie aus Kohlenhydraten Energie zu erhalten. Für unser Baby sorgt es vor allem für die Zellteilung, das Gewebewachstum und -regeneration. Im dritten Trimester ist es für die Entwicklung des Gehirns wichtig. Ein Mangel an Vitamin B2 kann die Knochenbildung negativ beeinflussen, das Immunsystem des Fötus schwächen und führt zu Verstopfung.

- vegane Quellen: Pilze, Erbsen

Vitamin B3 hilft ebenfalls bei dem Energiestoffwechsel und unterstützt ebenfalls den Blutkreislauf und die Nährstoffversorgung des Babys. Ein Zuviel an Vitamin B3 sorgt für juckende Haut und Magenprobleme.

- vegane Quellen: Pilze

Vitamin B6 hilft dabei, das Gewebe und rote sowie weiße Blutkörperchen zu bilden. Zudem beeinflusst es die Proteine, die bei der Gehirn- und Nervensystembildung beteiligt sind. Es hilft außerdem gegen Schwangerschaftsübelkeit.

- vegane Quellen: Bananen, Avocado, Kartoffeln, Spinat, Kleie

Vitamin B12 ist vor allem in Kombination mit Folsäure wichtig, um eine gesunde Entwicklung zu garantieren. Ein Mangel kann zu Defekten des Nervensystems führen.

- vegane Quellen: Pflanzenmilch, Tofu, Nährhefe. Allerdings wird ein Nahrungsergänzungsmittel hier unbedingt empfohlen. Denn der Vitamin-B-Bedarf ist das Einzige, was in einer veganen Ernährung nur schwer abzudecken ist!

Cholin gehört auch zu den B-Vitaminen und hilft mit bei der Entwicklung des Gehirns, vor allem bei der Ausbildung des Lern- und Erinnerungsvermögens.

- Quellen: Blumenkohl, Sojabohnen

Folsäure gehört ebenfalls zu den B-Vitaminen und jeder kennt sie im Zusammenhang mit einer Schwangerschaft. Im ersten Trimester entwickelt sich das Gehirn und das Nervensystem des Babys. 70 Prozent der Entwicklungsstörungen sind auf einen Mangel an Folsäure in den ersten Monaten einer Schwangerschaft zurückzuführen. Zudem unterstützt Folsäure die Produktion roter Blutzellen, ein gesundes Geburtsgewicht und verringert das Risiko von Frühgeburten.

Folsäure besitzt eine besondere Bedeutung bei der Prävention von Neuralrohrdefekten (zum Beispiel offener Rücken, Entwicklungsstörungen des Gehirns). Der Bedarf erhöht sich von 400 Mikrogramm auf 600 Mikrogramm. Durch eine zusätzliche Folsäuregabe kann das Risiko dieser Krankheit um 60–75 Prozent reduziert werden. Da der Verschluss des Neuralrohres bereits in der sechsten bis achten Woche abgeschlossen ist und da die Schwangerschaft meist erst zu dieser Zeit festgestellt wird, empfiehlt es sich, bereits vor der Empfängnis, die Folsäurezufuhr zu erhöhen. Besonders reich an Folsäure sind Grünkohl, Rosenkohl und Spargel.

Wenn bereits ein Kind mit einem Neuralrohrdefekt geboren wurde und weiterer Kinderwunsch besteht, sollte zusätzlich Folsäure pro Tag in Tablettenform eingenommen werden. Die Menge am besten mit dem Arzt absprechen. Eine reine Supplementierung ersetzt nicht die natürliche Aufnahme mit der Nahrung.

- vegane Quellen: Bananen, Avocado, grünes Blattgemüse, Früchte, Linsen

MINERALIEN (KALZIUM, MAGNESIUM, EISEN, ZINK UND JOD)

Kalzium spielt als Bestandteil der Knochen- und Zahnsubstanz eine wichtige Rolle. Zudem wird es aber auch für eine gesunde Blutgerinnung, einen normalen Herzrhythmus, die Entwicklung der Nerven sowie die Muskelkontraktionen benötigt. Steht dem Körper nicht genügend Kalzium zur Verfügung, greift er auf die Reserven in den Knochen zurück. Dies fördert die Entstehung einer Osteoporose. In der Schwangerschaft werden täglich 1000 Milligramm (1200 Milligramm für Frauen unter 19 Jahren) empfohlen.

- vegane Quellen: Tofu, grünes Blattgemüse, Brokkoli

Magnesium ist gemeinsam mit Kalzium für die Knochen und Zahnstruktur sowie sowie für die Nerven und Muskelfunktionen wichtig. Es wird zudem gebraucht, um den Blutzuckerspiegel zu regulieren und Schadstoffe aus dem Körper zu entsorgen. Es entspannt die Muskeln, hilft somit bei Krämpfen in der Schwangerschaft und kann bei Verstopfung helfen.

- vegane Quellen: Nüsse, Bohnen, Tofu, Pflaumen, Blattgemüse

Eisen. Obwohl in der Schwangerschaft die Eisenresorption erhöht ist und das Menstrualblut wegfällt, entwickeln viele Frauen in der Spätschwangerschaft einen Eisenmangel (Anämie, Blutarmut). Häufig besteht allerdings nur eine relative Blutarmut, die aus der deutlichen Erhöhung des Blutvolumens bei nur geringer Zunahme der roten Blutkörperchen resultiert.

Im letzten Schwangerschaftsdrittel fällt daher der sogenannte Hämatokritwert (Gesamtheit aller festen Stoffe im Blut) von 38–44 Prozent auf etwa 34 Prozent ab. Daher wird der tägliche Eisenbedarf in der Schwangerschaft mit 30 Milligramm pro Tag angegeben. Es ist unverzichtbar bei

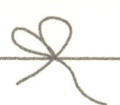

der Produktion der roten Blutkörperchen und der Sauerstoffversorgung im Körper. Gerade wenn sich die Blutmenge im Körper einer Schwangeren vergrößert, muss auf genug Eisen geachtet werden. Ein Mangel kann zu Frühgeburten und geringem Geburtsgewicht sowie Müdigkeit führen.

Die gleichzeitige Aufnahme von **Vitamin C** verbessert die Bioverfügbarkeit aus pflanzlichen Lebensmitteln, wie zum Beispiel Hirse, Roggen, Fenchel und Spinat.

- vegane Quellen: Spinat, Linsen, Haferflocken, grünes Blattgemüse

Zink ist relevant für das gesamte Wachstum in der Schwangerschaft, angefangen von der ersten Zellteilung bis hin zur Entwicklung der Knochen, Haut und Haare. Ein Mangel kann das Risiko einer Fehlgeburt erhöhen, ein geringes Geburtsgewicht oder eine Frühgeburt bedingen.

- vegane Quellen: Haferflocken

Jod. Deutschland zählt immer noch zu den Jodmangelgebieten. Die tägliche Jodzufuhr in Deutschland beträgt nur etwa ein Drittel der empfohlenen Menge. Jodmangel führt zu einer Vergrößerung der Schilddrüse (Struma), Müdigkeit und anderen Symptomen. Die Verwendung von Jodsalz bringt nur eine geringe Besserung. Bei Schwangeren erhöht sich der tägliche Bedarf. Lebensmittel mit natürlich hohem Jodgehalt sind fast ausschließlich Meerestiere und Seetang. Um den Bedarf zu decken, sollte man Algen zu sich nehmen. Vor allem Nori-Algen enthalten circa 16 Milligramm Jod/Kilo. Ist dies nicht möglich, sollte eine prophylaktische Jodsubstitution von 100 Mikrogramm/Tag über den gesamten Zeitraum der Schwangerschaft, nach Rücksprache mit dem Arzt, vorgenommen werden.

- vegane Quelle: Algen

CHECKLISTE MINERALIEN:
REFERENZWERTE FÜR SCHWANGERSCHAFT UND STILLZEIT

	Normalbedarf	Schwangerschaft	Stillzeit
Kalzium	1000 mg	1000 mg	1000 mg
Jod	200 mcg	230 mcg	290 mcg
Magnesium	200 mcg	310 mg	300 mg
Eisen	15 mg	30 mg	15 mg
Zink	8 mg	11 mg	12 mg
Vitamin A	800 mcg	1100 mcg	1300 mcg
Vitamin D	15 mcg	15 mcg	15 mcg
Vitamin E	12 mg	13 mg	15 mg
Vitamin K	90 mcg	90 mcg	90 mcg
Vitamin B6	1,2 mg	1,9 mg	2,0 mg
Vitamin B12	1,2 mcg	1,9 mcg	2.2 mcg
Vitamin C	100 mg	110 mg	120 mg
Folsäure	400 mcg	600 mcg	500 mcg
Vitamin B 1	1 mg	1,2 mg	1,2 mg
Vitamin B 2	1,2 mg	1,5 mg	1,5 mg
Niacin	13 mg	15 mg	15 mg

(Quelle: Deutsche Gesellschaft für Ernährung)

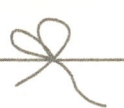

VEGANE NAHRUNGSERGÄNZUNGSMITTEL

»Schatz, gibst du mir mal bitte meine Vitamine aus der Schublade?«, bat mich mein Mann, während wir morgens am Frühstückstisch saßen.

Ich drehte mich um Richtung Schrank und sammelte reihenweise kleine Döschen aus der obersten Schublade. Ein Multivitamin-Präparat, Zink + Histin, eine Dose Vitamin-C-Retard-Kapseln, Gelenkkapseln für Sportler und einen Magnesium-Kalzium-Mix und breitete jeweils eine Tablette vor meinem Mann aus.

»Weißt du, Honey, du könntest einfach mal etwas mehr Obst und Gemüse essen, und dann bräuchtest du diesen ganzen Mist auch nicht«, erklärte ich besorgt.

»Ach, Quatsch. Die Tabletten kosten so gut wie nichts und helfen genauso gut.«

»Nein, ganz sicher nicht.«

Eine vegane Ernährung, die gut geplant ist, ist hinsichtlich der Nährstoffversorgung eigentlich das Beste, was man machen kann. Ich selbst bin ein großer Fan davon, so viel wie möglich, durch frische Lebensmittel zuzuführen. Allerdings gibt es Momente und Situationen, in denen Nahrungsergänzungsmittel sehr sinnvoll sein können. Gerade in den ersten Wochen der Schwangerschaft und, wie bereits ausgeführt, sogar schon vor der Befruchtung sollte unbedingt Folsäure genommen werden, auch ein Vitamin-B-Präparat ist für Veganer sinnvoll.

Mittlerweile lassen sich vielfältige Nahrungsergänzungsmittel in jedem Supermarkt und jeder Drogerie finden. Ich empfehle immer auf den Zusatz »vegan« zu achten und ein möglichst natürliches Produkt zu wählen. Möchte man statt einfacher Folsäure ein komplexes Schwangerschaftsmultivitamin zu sich nehmen, ist ein Vitamin aus natürlichen Obst- und Gemüsezusätzen meiner Meinung nach am besten. Auch sollte man auf gute Qualität und bereits etablierte und getestete Marken achten.

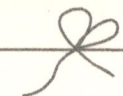

Vitamin B kann man ebenfalls als Tabletten, aber auch als Tropfen oder als Injektionen einnehmen. Hier muss jeder für sich entscheiden, was einem am liebsten ist. Ich empfehle die Produkte der Marke Solgar sehr gerne, da sie natürlich sind, viele vegane Produkte anbieten und auch nicht so teuer sind. Man kann sie problemlos im Internet bestellen. Hinsichtlich eines Schwangerschaftsmultivitamins wird die vegane Alternative etwas schwieriger, da viele handelsübliche Produkte Fischöl enthalten. Entweder man lässt diese Fischölkapseln einfach weg und ersetzt sie durch ein veganes Omega-3-Produkt oder wählt eine andere Marke. Hier war ich mit dem Produkt von New Chapter sehr zufrieden. Allerdings muss man die Tabletten dreimal täglich nehmen, da sie auf natürlichen Zutaten beruhen, somit etwas häufiger eingenommen werden müssen und keine Retard-Funktion haben.

Vitamine und Mineralien wirken meist harmlos und gerade in der Schwangerschaft neigt man dazu, nach dem Grundsatz »viel hilft viel« zu agieren. Prinzipiell ist dies nicht schlimm, da man das Übermaß an Vitaminen über die Nieren einfach ausscheidet. Aber gerade in der Schwangerschaft sollte eine zusätzliche Belastung vermieden werden, da sie auch schwerwiegende Folgen für das Baby haben kann. Es sei hier noch einmal gesagt, dass beispielsweise ein Zuviel an Vitamin A zu Geburtsfehlern führen kann.

Das richtige Timing

Achte immer darauf, dass du die Nahrungsergänzungsmittel wirklich auch zu den empfohlenen Zeiten nimmst. Mir war das immer egal und ich habe morgens alle Tabletten auf einmal genommen. Doch dies kann die Wirkung stark beeinflussen. Eisen auf leeren Magen zu nehmen, kann beispielsweise Übelkeit hervorrufen. Zudem wirkt Eisen besser, wenn man zum Beispiel Vitamin-C-haltiges

Obst oder Fruchtsäfte dazu nimmt. Kalzium und Eisen sollten nicht zusammen eingenommen werden, da die Wirkung sich gegenseitig einschränkt. Vitamin B nimmt man am besten morgens und Magnesium nach dem Abendessen.

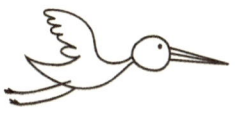

TIPP: Natürlich bleiben!
Bis auf Vitamin D und Vitamin B 12 sowie Folsäure sollte eigentlich alles über eine entsprechend gut geplante Ernährung zugeführt werden.

VEGAN EINKAUFEN GEHEN

»In Getränken ist Schweinegelatine?«, fragte mich Caro verdutzt. »Okay, das finde sogar ich widerlich.«

»Ja, ich hätte das auch nicht gedacht, und meine Mutter erzählte mir jetzt sogar, dass in ihrem Schokopudding Schweinegelatine wäre. Damit ist der nicht mal mehr vegetarisch gewesen und sie hat ihn weggeworfen«, antwortete ich.

»Auf was man da alles achten muss.«

»Ja, nicht nur das. Was meinst du, was sonst noch für Chemiekeulen in unser Essen gepackt werden, die man sonst niemals zu sich nehmen würde.«

»Geschmacksverstärker und solches Zeug.«

»Und das kann ein normaler Körper natürlich gar nicht alles verarbeiten. Am besten, man isst so natürlich wie möglich und verzichtet auf alles mit Inhaltsstoffen, die man nicht mal aussprechen kann.«

Caro musste lachen, als ich mal wieder meine »Gesünder leben«-Predigt hielt. »Ja ja, ich weiß. Und Zucker ist eine Droge!«, lächelte sie mich an.

Vegan muss nicht unbedingt viel teurer sein oder viel komplizierter als jedes andere Einkaufserlebnis auch. Mittlerweile gibt es in fast jedem

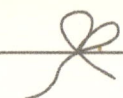

Supermarkt Tofu zu kaufen oder auch Sojajoghurt und bei frischem Obst und Gemüse kann man ohnehin nichts falsch machen. Allerdings bekommt man gerade in der Schwangerschaft Lust auf bestimmte Produkte, von denen man nicht immer weiß, ob sie vegan sind, und man muss sich erst mal darin üben, auch die Etiketten zu verstehen und richtig zu lesen.

Mir selbst war es zum Beispiel gar nicht aufgefallen, dass eine Tüten-Tomatensuppe, die zwar keinen Sahnezusatz enthält, dennoch nicht vegan sein kann (weil etwa irgendwelche Stabilisatoren oder Gelatine enthalten sind), bis mich meine YouTube-Abonnenten darauf aufmerksam gemacht haben. Achte also immer auf die Zutatenliste auf dem Lebensmittel. Wenn Ei, Whey oder Casein (ein Milchbestandteil), Lactose oder Lactase (Milchzucker) oder Honig enthalten ist, solltest du es nicht kaufen. Käsecracker oder Butterkekse sind natürlich ebenfalls nicht vegan. Kakaobutter hingegen ist es. Die meisten Nudelsorten bestehen nur aus Hartweizengrieß, achte aber trotzdem darauf, dass sie nicht zusätzlich Ei enthalten.

Zudem solltest du in der Schwangerschaft auf säurebildende Energy-Drinks, Kaffee, Limonade, Diät-Getränke und aromatisiertes Wasser verzichten. So viel Chemie braucht dein Körper aktuell nicht. Auch raffinierte Zuckerarten und künstliche Süßungsmittel sind nicht zu empfehlen. Stark verarbeiteten Speisen wie weißem Reis und weißem Brot wurden die wichtigen Mineralien entzogen. Achte auf die Vollkornalternativen. Generell sollten abgepackte und haltbar gemachte Lebensmittel vermieden werden. Wenn die Liste aus mehr als drei Zutaten und Zusätzen besteht und du diese nicht mal aussprechen kannst, solltest du sie lieber gar nicht essen. Folgende Inhaltsstoffe sind schädlich für deinen Körper und das Baby.

HIERAUF SOLLTE MAN VERZICHTEN

Künstliche Farbstoffe
Sie sind leider in vielen leckeren Dingen enthalten, da man sie zur Färbung von Lebensmitteln verwendet, aber absolutes Gift für unseren Kör-

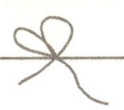

per. Künstliche Farbstoffe werden aus Steinkohleteer gewonnen. Richtig, Teer, mit dem man auch unsere Straßen pflastert. Laut Untersuchungen an Tieren wurde bereits herausgefunden, dass er Krebs und allergische Reaktionen auslösen kann. In erster Linie ist er in Produkten wie Bonbons, Frühstücksflocken, Pudding, Götterspeise, Würzmitteln und Erfrischungsgetränken enthalten. Achte auf folgende Angaben:

- FD&C Violett Nr.1
- E 102
- E 110
- E 123
- E 127
- E 129
- E 133
- E 132

Künstliche Aromen und Geschmacksverstärker

Hier ist das Glutamat, das man häufig in chinesischem Essen und verschiedenen Suppen und Soßen findet, das bekannteste. Jedoch gibt es so viele unterschiedliche Kombinationen, je nach Hersteller, dass man meist nur noch den Zusatz »Künstliche Aromen« oder »künstliche Geschmacksverstärker« lesen kann. Von ihnen wird einem nicht nur schlecht, sondern sie können auch zu Kopfschmerzen führen und Schmerzen in der Brust sowie Taubheitsgefühle auslösen.

Süßungsmittel

Jeder liebt süß, ich auch. Gerade Süßstoffe habe ich eine Zeit lang geliebt, da sie mir Naschen ohne Reue versprochen haben. Doch glaubt mir, sie bringen nicht nur den Blutzuckerspiegel und somit das komplette Sättigungsgefühl durcheinander, sondern stehen auch im Verdacht, schwerwiegende Krankheiten wie Krebs auszulösen. Zu ihnen gehören:

- Aspartam
- Acesulfam K
- Neotam
- Sucralose
- Saccharin
- Zuckeralkohole (u. a. Sorbit, Xylit, Mannit)

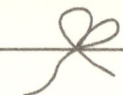

Zudem sollte auf Maissirup mit hohem Fruchtzuckergehalt (HFCS), auch Glucose-Fructose-Sirup oder Dextrose genannt, verzichtet werden. Er ist aufgrund seiner extrem billigen Beschaffung in den meisten verarbeiteten Lebensmitteln sowie in Erfrischungsgetränken vorhanden und steht in starkem Verdacht, Fettsucht zu verursachen.

Künstliche Konservierungsstoffe
Zu den natürlichen Konservierungsstoffen gehören Ascorbinsäure (Zitronensäure), Essig und Salz. Verzichten sollte man auf:

- Calciumpropionat
- EDTA-Säure
- Nitrate
- Kaliumbenzoat
- Kaliumsorbat (E202)
- Schwefeldioxid
- Natriumpropionat

(Quelle: Ruth Winter, A Consumer's Dictionary of Food Additives.)

DAS KOMMT IN DEN EINKAUFSWAGEN

Nach den ganzen Verboten kommen wir nun zu den wunderbaren Lebensmitteln, die uns eine wunderschöne und entspanne Schwangerschaft ermöglichen und unser geliebtes Baby bestmöglich versorgen. Ich liebe es mittlerweile richtig, einkaufen zu gehen und neue gesunde Alternativen auszuprobieren. Irgendwann weiß man einfach, dass man seinem Körper etwas Gutes damit tut. Natürlich sind Geschmäcker verschieden und diese Liste muss nicht minutiös abgearbeitet werden. Aber sie soll inspirieren und zeigen, wie wunderbar man vegan leben kann.

Gemüse und Salat
Sie sind das Herzstück einer gesunden, veganen Ernährung. Brokkoli, Blumenkohl, Sellerie, Kohlrabi, Spinat, Zucchini, Paprika und grüne Bohnen lassen sich wunderbar zu den tollsten Gemüsepfannen verarbeiten. Feldsalat, Eisbergsalat, Gurken und Champignons gehören zu den Grundbestandteilen meiner Salate.

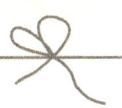

Vollkornprodukte, Getreide und Nudeln

Vollkorngetreide spielt bei einer veganen Ernährung eine große Rolle, da es sättigt und wichtige Eiweiße enthält. Wenn man Gluten nicht verträgt, lassen sich enorm viele Alternativen finden. Hirse, Quinoa, Buchweizen, brauner Reis und Amaranth lassen sich sowohl süß als auch salzig essen. Die meisten Nudeln sind vegan. Reisnudeln oder auch Nudeln aus Erbsen kann man in gut sortieren Bio-Märkten finden. Haferflocken sind eine super Frühstücksmöglichkeit und oft auch für glutenintolerante Menschen problemlos essbar. Polenta (Maisgrieß) ist eine leckere glutenfreie Alternative zu normalem Weizengrieß und ebenfalls schnell und einfach süß sowie salzig zuzubereiten. Für einen kleinen Snack zwischendurch eignen sich Maischips und Reiscracker.

Bohnen und Hülsenfrüchte

Essentiell, um eine gute Eiweißversorgung zu garantieren und ein wenig Abwechslung auf den Speiseplan zu bringen. Kichererbsen, Linsen, Adzukibohnen, weiße Bohnen, schwarze Bohnen und Pintobohnen sind am leichtesten zu verdauen. Aus Kidneybohnen lassen sich auch süße Snacks wie Brownies zubereiten (siehe Rezeptteil).

Früchte

Früchte sind gerade in der Schwangerschaft Gold wert, um viele gute Vitamine zu bekommen. Auch Tomaten und Avocados gehören zu den Früchten, wobei Avocados eine super Fettquelle sind. Früchte reinigen den Körper und befriedigen die Gelüste nach Süßem. Mein Tipp: Auf den regionalen Obst- und Gemüseplan achten. Dies ist günstiger und für den Körper besser nachzuvollziehen, als wenn man im Winter Massen von exotischen Früchten auspackt.

Gesunde Süßungsmittel

Auch wenn man sie nur in Maßen verwenden sollte, gibt es gesunde Alternativen zum Süßen. Stevia, Yacon-Sirup und Agavendicksaft. Stevia,

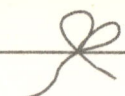

ein Pflanzenextrakt, und der Sirup der Yacon-Knolle beeinflussen den Blutzuckerspiegel überhaupt nicht. Agavendicksaft aus der Agave, einer Kakteenpflanze, beeinflusst ihn nur leicht und enthält gesunde Mineralien wie Eisen und Magnesium.

Milchalternativen

Ob im Kaffee oder im Müsli, man kann die gewohnte Kuhmilch problemlos durch Pflanzenmilch ersetzen. Hier muss man allerdings etwas ausprobieren, welche man mag. Reis-, Mandel-, Soja-, Hafer- oder Hanfmilch. Mittlerweile gibt es sogar Cashew-Milch. Manche schmecken eher süßlich und sind gut für Kaffee und Müsli, andere schmecken neutraler und eignen sich gut für Kartoffelpüree. Man kann seine Nussmilch sogar selber machen. Zudem lässt sich aus Nüssen nicht nur Nussmus, sondern auch veganer Käse und vegane Mayonnaise herstellen (siehe Rezeptteil).

Ei-Ersatzprodukte

Gerade zum Backen benötigt man Eier meist, um den Teig anzudicken oder eine Einheit der Zutaten zu erreichen. Alternativ kann man in gut sortierten Geschäften auch Ei-Ersatzprodukte, meist in Pulverform, kaufen. Noch besser, auch wenn man damit je nach Gebrauch etwas experimentieren muss, sind zerdrückte Bananen, weicher Tofu, Maisstärke oder Kichererbsenmehl.

Fleischersatzprodukte

Um ehrlich zu sein, bin ich kein wirklicher Fan von allem, was nach Fleisch aussehen und schmecken soll, aber aus Pflanzen besteht. Nicht nur, weil es meines Erachtens nur eine Übergangslösung sein sollte, sondern auch, weil diese Produkte oft sehr viele Geschmacksverstärker und sonstige Zusatzstoffe enthalten. Wenn man allerdings wirklich einen »Jiffel« auf was Deftiges hat, kann ein leckeres Lupinen-Steak Wunder wirken. Mittlerweile isst mein Mann sogar die vegane Bolognese sehr gerne und greift auch mal zur pflanzlichen Mortadella.

Nüsse und Samen

Sie sind einfach großartig. Nicht nur zum Snacken zwischendurch. Sie stecken voller Mineralien, Vitamine, wertvoller Fette, Proteine und Ballaststoffe. Mandeln, Walnüsse, Pekannüsse und Macadamianüsse sind meine Favoriten. Pinien- und Kürbiskerne sowie Sesam- und Hanfsamen schmecken super im Salat. Leinsamen (geschrotete, da der Körper sie sonst nicht aufspalten kann), Sonnenblumenkerne und Chia-Samen sind lecker im morgendlichen Müsli oder auch im Smoothie. Aus Cashews kann man wunderbares Mus zubereiten. Erdnüsse liebe ich auch, allerdings sind sie oft stark pestizidbelastet. Auch Bio-Erdnüsse können von gefährlichen Schimmelsorten befallen sein. Daher greife ich meist auf Erdnussbutter in Bioqualität zurück und versuche, nicht zu viel davon zu essen.

Algen

Algen stecken voller Mineralien und enthalten viel Vitamin B. Ich liebe Nori-Rollen, um damit veganes Sushi zu machen (siehe Rezeptteil). Oder man streut sie einfach über den Salat. Auch Miso-Suppe enthält wertvolle Algen (meist Wakame).

Bio oder nicht?

Diese Frage wird nicht nur in den Medien oft hinterfragt, sondern auch ich stehe regelmäßig vor der Entscheidung. Oft ist es nicht nur ein Kostenfaktor, sondern auch eine Frage der Bequemlichkeit, da es manches Obst und Gemüse einfach nicht in guter Bioqualität gibt oder man nicht extra noch mal den Supermarkt wechseln möchte. Zudem unterscheiden sich die unterschiedlichen Bio-Label hinsichtlich ihrer Kriterien sehr stark.

Zur Vereinfachung möchte ich euch hier die Lebensmittel aufzeigen, die mit den meisten Pestiziden bearbeitet werden und die

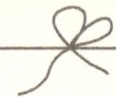

man daher unbedingt in Bioqualität kaufen sollte. Außerdem die Lebensmittel, die man nicht unbedingt mit biologischem Siegel braucht, da ihre Pestizidbelastung eher gering ist. Die Informationen stammen aus dem englischen Sprachraum (vgl. foodnews. org oder ewg.org). Die entsprechenden Lebensmittel sind bei uns als dirty dozen (das schmutzige Dutzend) und clean fifteen (die sauberen Fünfzehn) bekannt.

Das schmutzige Dutzend (absteigende Reihenfolge, auf dem ersten Platz das schmutzigste Lebensmittel):

1. Pfirsiche	7. Kirschen
2. Äpfel	8. Grünkohl
3. Paprika	9. Kopfsalat
4. Sellerie	10. Trauben
5. Nektarinen	11. Karotten
6. Erdbeeren	12. Birnen

Die sauberen Fünfzehn (ebenfalls in absteigender Reihenfolge, auf dem ersten Platz das sauberste Lebensmittel):

1. Zwiebeln	9. Kohl
2. Avocado	10. Auberginen
3. Mais	11. Papaya
4. Ananas	12. Wassermelone
5. Mango	13. Brokkoli
6. Spargel	14. Tomaten
7. Erbsen	15. Süßkartoffeln
8. Kiwis	

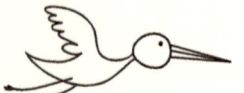

TIPP: regional & saisonal

Um zu sparen, sollte man immer auf das regionale und saisonale Angebot zurückgreifen. Auch bei einem Bio-Online-Lieferdienst kann man hier immer wieder günstige Angebote finden!

4. DAS ERSTE TRIMESTER – ICH BIN MÜDE, MIR IST IMMER SCHLECHT UND ICH HABE PICKEL!

Morgenübelkeit? Wer zum Teufel hat den Namen »Morgenübelkeit« erfunden? Mit an Sicherheit grenzender Wahrscheinlichkeit ein Mann, wahrscheinlich ein berühmter Arzt, der aber nie im Leben schwanger war. Und wahrscheinlich auch keine schwangere Frau oder schwangere Tochter hatte. Und womöglich nicht mal eine schwangere Frau live gesehen oder gesprochen hat. Denn es ist verdammt noch mal keine Morgenübelkeit. Es ist eine von morgens bis abends und weit in die Nacht anhaltende Übelkeit.

Ja, ich weiß, der Moment des positiven Schwangerschaftstests ist großartig und wunderschön. Ich hatte ihn auch und mich hat wirklich nie etwas derart glücklich gemacht. Doch warum kann man dieses Gefühl nicht erst mal realisieren und in Ruhe genießen? Nein, man muss gleich den kompletten Boden unter den Füßen verlieren: Mir ist immer schlecht. Ich werde wach und habe ein flaues Gefühl im Magen, gefolgt von dem leichten Geschmack von Magensäure. Ich ziehe mich an und muss aufpassen, mich nicht zu weit nach vorne zu beugen, damit auch alles da bleibt, wo es hingehört. Ich schaue bei der Arbeit auf den Bildschirm und

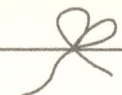

halte mir die Hand vor den Mund, aus Angst, dass gleich etwas passieren würde. Und abends muss ich mich so aufrecht wie möglich ins Bett legen. Diese Übelkeit hält den ganzen verdammten Tag und in jeder Situation an. Ich habe absolut keinen Hunger, aber sie wird besser, wenn ich eine Kleinigkeit zu mir nehme und esse.

Und sie wird schlechter, wenn Nahrungsmittel, Menschen oder Gegenstände im Umkreis von zwei Kilometern *riechen*. Ich kann den Geruch meines Shampoos nicht ertragen, geschweige denn den des Deos oder meines Lieblingsparfums. Wenn mein Mann an mir vorbeiläuft und nach Rasierwasser riecht, verkrieche ich mich schreiend im Bad. Ich rieche das Sandwich in der Hand der Frau, die auf der anderen Straßenseite steht, selbst das Papier im Büro riecht plötzlich ganz merkwürdig und man sollte bloß nicht damit anfangen, sich eine Dose Thunfisch in meiner Nähe aufzumachen.

Ich hätte wahrscheinlich als Spürhund anfangen können. Das Einzige, was mich davon abhält, einfach alles zu riechen, und dass mir ständig übel ist, sind die unendliche Müdigkeit und die 13 Stunden Schlaf, die ich mittlerweile am Tag benötige. Jeden Tag. Mindestens. Aber so ist das nun mal, das erste Trimester dieser wunderbaren und lang herbeigesehnten Schwangerschaft.

Eine durchschnittliche Schwangerschaft dauert zwischen 37 und 42 Wochen. Um die verschiedenen Phasen der Schwangerschaft bestmöglich zu erklären, ist die Unterscheidung in Trimester am sinnvollsten. Das erste Trimester umfasst die Woche 1 bis 12, das zweite die Wochen 13 bis 27 und das dritte die Wochen 28 bis 40.

Wer erzählt, eine Schwangerschaft ist wunderschön und verläuft problemlos, war wahrscheinlich noch nie schwanger. Klar ist es wunderschön, einen kleinen Menschen in sich wachsen zu lassen und es verändert dich und lässt ein bislang ungekanntes Gefühl der Liebe entstehen. Dennoch lassen sich die negativen Aspekte einer Schwangerschaft nicht leugnen. Der Körper gerät in ein Hormonchaos, muss sich innerhalb von kurzer

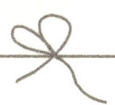

Zeit in seiner Körpermitte um das Fünffache ausdehnen und plötzlich 10–15 Kilo mehr Gewicht herumschleppen. Dazu kommt noch, dass etliche Knochen regelrecht beiseitegeschoben werden und die Haut sich am Bauch und später bei der Geburt enorm dehnen muss. All das ist nun mal eine Belastung.

Im Nachhinein muss ich allerdings sagen, dass meine Erfahrungen während meiner veganen Schwangerschaft meine Entscheidung für diesen Lebensstil nur noch positiv untermauert hat. Viele der typischen Beschwerden sind bei mir nicht aufgetreten oder nur in abgemilderter Form, meine Blutwerte waren immer großartig und auch dem Baby ging es sehr gut in meinem veganen Körper. Somit kann ich für mich nur hervorheben, dass eine vegane Ernährung in jeder Lebenssituation das Beste ist.

Aber fangen wir Schritt für Schritt an. Mit meinem Weg und allen positiven und negativen Erfahrungen, die ich während meiner Schwangerschaft gemacht habe, sowie wichtigen Tipps und Tricks für euch!

WAS MACHT DAS BABY?

»Der kleine schwarze Fleck dort ist ihr Baby«, zeigte mir meine Frauenärztin mein Kind auf dem Ultraschall, und ich versuchte etwas zu erkennen. »Besser gesagt, der kleine helle Punkt in dem schwarzen Fleck.«

Wenn man sich überlegt, wie komplex der menschliche Körper ist, ist es unglaublich zu sehen, dass unser Baby sich von dem Moment der Befruchtung bis zur 12. Woche der Schwangerschaft nahezu vollständig entwickelt. Die Schwangerschaft im eigentlichen Sinne beginnt erst mit Woche 3. Man rechnet ab dem letzten Tag der Periode. Etwa zwei Wochen später findet der Eisprung statt und die Eizelle wird befruchtet. Nun fängt sie an, sich in mehrere Zellen aufzuteilen und wandert für circa fünf Tage durch unseren Eileiter in der Gebärmutter. Circa eine Woche nach der Befruchtung ist sie in der Gebärmutter angekommen und beginnt mit der Einnistung in der

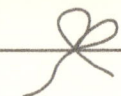

Gebärmutterwand. Zu diesem Zeitpunkt nennt man den kleinen Ball aus circa 100 Zellen Blastozyste. Sie hat ungefähr eine Größe von 0,15 Millimeter und ist kaum mit dem bloßen Auge zu erkennen.

Nach vier Wochen hat die Blastozyste sich erfolgreich in der Gebärmutterwand eingenistet und ihr Einfluss macht sich bereits in unserem Körper bemerkbar. Hormone werden ausgeschüttet, um eine perfekte Umgebung für die beginnende Schwangerschaft zu schaffen. Der Übeltäter unserer beginnenden Symptome! Die inneren Zellen der Blastozyste werden zum Embryo, während die äußeren Zellen die Plazenta bilden und unser Baby mit allen nötigen Nährstoffen versorgen.

Bereits in dieser frühen Zeit wird das Fundament der Entwicklung gelegt, da sich die Zellen in drei Gruppen aufteilen, die später das Skelett, die Nerven und die Organe bilden. Innerhalb der nächsten Woche lassen sich bereits die Vorbereitungen der Wirbelsäule erkennen und der Kopf inklusive Gehirn formen sich. In diesem Stadium sieht das Baby aus wie ein kleines Seepferdchen.

Ab Woche 6 beginnen weitere wichtige Entwicklungsschritte. Am Kopf entstehen kleine Höhlen, die später die Augen beinhalten werden, dort, wo sich Arme und Beine bilden werden, entstehen die ersten Ausprägungen. Die inneren Zellen fangen an, sich weiter in die unterschiedlichen Organe zu spezifizieren und die Voraussetzungen für Lunge, Magen, Leber, Innereien und Blase zu bilden. Zudem ist die Basis für das Nervensystem geschaffen.

In Woche 7 ist unser Baby etwa 1,5 Zentimeter groß. Man kann bereits den Ansatz der Augen sehen und an den ausgebildeten Ärmchen lässt sich erkennen, wo später mal die Hände entwickelt sein werden. Im Inneren des Embryos hat das Herz bereits zwei Herzkammern entwickelt und das Gehirn hat sich in seine zwei Hälften geteilt.

In Woche 8 ist unser Baby etwa so groß wie eine Erdnuss und wird nun Fötus genannt. Ellenbogen und Knie sind vorhanden und die Finger definieren sich. Der kleine Fötus kann sich nun schon eigenständig bewegen, auch wenn man dies noch nicht fühlen kann.

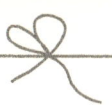

In der 10. Woche sind alle Körperteile vorhanden, wenn auch noch nicht vollständig entwickelt. Die Plazenta ist geformt und versorgt das Baby mit allen Nährstoffen. Man kann sich denken, dass gerade in der ersten Zeit eine gesunde Ernährung für diesen Aufbau sehr wichtig ist.

In der 11. Woche ist die kritische Phase der Entwicklung und eine extreme Wachstumsphase beginnt. Die Gliedmaßen, der Rücken, die Rippen und die Genitalien wachsen. Das Herz ist nun so weit entwickelt, dass es zu schlagen beginnt und das Blut des Babys eigenständig durch den Körper transportieren kann.

In der 12. Woche ist der Fötus circa 6 Zentimeter lang. Die Augenlider sind entwickelt, aber noch geschlossen. Unter ihnen bilden sich die Augen, und das Gehirn entwickelt sich weiter. Die Sexualorgane entwickeln sich im Inneren des Babys. Ein Mädchen bekommt nun seine Eierstöcke, auch wenn man das Geschlecht von außen noch lange nicht erkennen kann. Das Baby kann nun seine kleinen Zehen bewegen und nimmt erste Nährstoffe durch sein Verdauungssystem auf. Kleine Nägel beginnen zu wachsen, die Finger und Zehen lösen sich voneinander und Augen, Nase und Mund entwickeln sich.

Das Ende der 12. Woche ist eine wichtige Phase in der Entwicklung und oft die risikoreichste. Wenn diese Zeit überstanden ist, sind Fehlgeburten viel unwahrscheinlicher und viele Eltern entscheiden sich erst nach diesen 12 Wochen, also am Ende des ersten Trimesters, dafür, die Schwangerschaft offen zu kommunizieren.

Zwischen der 8. und 12. Woche wird normalerweise die Erstuntersuchung beim Frauenarzt stattfinden. Hier wird Folgendes abgefragt:

- Alter
- generelle Gesundheit der Schwangeren und ihres Partners
- Datum der letzten Periode – um das voraussichtliche Geburtsdatum zu kalkulieren
- frühere Schwangerschaften und eventuelle Fehlgeburten
- generelle Fragen zum Lebensstil

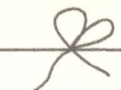

- Familiengeschichte hinsichtlich Krankheiten und Zwillingsschwangerschaften
- Größe

Zu diesem und jeden weiteren Untersuchungstermin wird zudem Folgendes kontrolliert:

- Gewicht – ein Maßstab, um den Fortschritt der Schwangerschaft zu kontrollieren
- Blutdruck – ein Indikator dafür, wie dein Körper die Schwangerschaft verkraftet
- Urinprobe – um Infektionen oder auch einen zu hohen Zuckerwert als Anzeichen für Schwangerschaftsdiabetes zu überprüfen
- Blutuntersuchung – um deinen Bluttyp herauszufinden, zu überprüfen, ob du Eisenmangel hast oder deine Schilddrüse nicht richtig funktioniert und natürlich auch, um andere potenzielle Gefahren für das Baby auszuschließen

Worauf du nun verzichten musst

Eine Schwangerschaft ist ein wunderschönes und unglaubliches Erlebnis. Doch damit es dem Baby in seiner Entwicklung gut geht und man die Risiken einer Fehlgeburt oder von Geburtsfehlern minimiert, muss man auf einige Sachen in der Schwangerschaft verzichten. Dazu gehören:

- Rauchen und Alkohol (erklärt sich von selbst)
- zu starke Belastung und schweres Heben (in diesem frühen Stadium der Schwangerschaft besteht das Risiko, dass sich

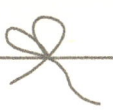

das befruchtete Ei von der Gebärmutterwand löst. Daher sollte man auf Aktivitäten, die die untere Bauchmuskulatur zu stark belastet oder dehnt, verzichten.

- Röntgenstrahlen
- essentielle Öle
- Medikamente, die nicht ausdrücklich von deinem Arzt erlaubt wurden
- Solarien

Folgende Nahrungsmittel sollten gar nicht konsumiert werden, wenn ihr nicht hundertprozentig vegan lebt:

- rohe oder nicht ganz durchgekochte Eier
- rohes Fleisch
- Leber
- Pâtés (Pasteten)
- weiche Käsesorten
- roher Fisch

Ihr seht, vegan macht es leichter!

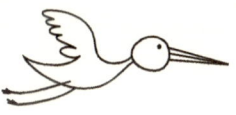

TIPP: Keine Fertigsalate essen

Zusätzlich solltet ihr keine Fertigsalate oder abgepackten Salate essen und Obst und Gemüse immer ordentlich waschen. Denn diese können Keime enthalten, die euerem Baby schaden.

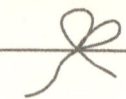

MEINE ERFAHRUNGEN UND TYPISCHE SYMPTOME IM ERSTEN TRIMESTER

Sobald die Einnistung abgeschlossen ist, wird sich der Körper komplett verändern. Die ausgeschütteten Hormone bereiten in uns alles optimal für eine positive und gesunde Entwicklung des Babys vor – eine Dosis von Hormonen, die wir noch nie in unserem Körper hatten und deren Auswirkungen zunächst einmal hart sein können. Folgende Anzeichen kann man bereits jetzt im Körper bemerken:

- Die Brüste werden empfindlicher und spannen. Vor allem die Brustwarzen können enorm empfindlich auf Berührungen reagieren. Zudem wachsen die Brüste und werden meist deutlich größer.
- Die Brustwarzenvorhöfe verdunkeln sich.
- Schwangere lernen eine neue Ära der Müdigkeit kennen.
- Es kann öfter zu Schwindelgefühlen kommen.
- Trotz der extremen Müdigkeit können Schwangere oft schlecht schlafen.
- Völlig verwirrende und hektische, merkwürdige Träume plagen die wenigen Stunden Schlaf.
- Es fällt einer Schwangeren immer schwerer, den Bauch einzuziehen.
- Übelkeit ist in vielen Fällen ein ständiger Begleiter.
- Es kann vorkommen, dass ihr euch übergeben müsst.

MÜDIGKEIT

»Kriss? Kriss?«, hörte ich eine ferne Stimme in meinem Traum sprechen. »Kriss?« Der Wind strich über meine Schulter und durch meine Haa-

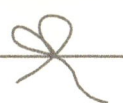

re, während ich verträumt den Blick auf die sich sanft brechenden Wellen genoss. Es war ein wunderschöner Nachmittag am Strand, der Sand rann mir zwischen den Zehen hindurch und eine unbeschreiblich schöne Ruhe umgab mich. Wenn da nicht diese nervige Stimme gewesen wäre.

»Kriss!« Die Stimme wurde lauter, der Wind, der um meine Schulter strich, entpuppte sich als unfreundliche Hand – und meine Arbeitskollegin sah mit wütendem Blick auf mich herab. »Was ist denn los mit dir? Hol dir mal einen Kaffee«, maulte sie mich an. »Wir müssen ins Meeting.«

Und es war leider nicht das erste Mal, dass ich in den letzten Tagen am Schreibtisch eingeschlafen war. Ich versuchte, meine zerzausten Haare zu bändigen, zuppelte meinen Rock zurück und suchte verwirrt nach meinem Notizblock und einem Stift. »Du hast da was«, verriet mir mein Mann, ebenfalls ein Arbeitskollege, der in diesem Moment zufällig an meinem Schreibtisch vorbeilief und auf dem Weg in das Meeting seines Teams war. Peinlich berührt versuchte ich, den getrockneten Sabber am linken Mundwinkel abzuwischen. Ja, so waren nun meine Tage.

Es wird nicht mehr lange dauern, bis ich den Menschen sagen sollte, was plötzlich aus der energiegeladenen, von sieben Uhr früh bis 22 Uhr nachts arbeitenden Maschine geworden ist. Ein müdes, schwangeres, verwirrtes Etwas. Wobei sich die meisten das schon gedacht haben, wie ich später herausfand.

Doch es ist kein Scherz. Ich bin immer müde. Ich stehe nach zehn Stunden Schlafmarathon auf und bin müde. Nein, besser gesagt, ich mache ein halbes Auge auf und habe nicht mal genug Energie, um darüber nachzudenken, dass ich eigentlich aufstehen müsste. Das Einzige, was mich morgens aus dem Bett treibt, sind der Druck auf die Blase und die einsetzende Übelkeit. Dann ziehe ich mich im Schneckentempo an, hauptsächlich im Sitzen, da Stehen selbstverständlich zu anstrengend ist, und denke jedes Mal, wenn ich Make-up auftrage, darüber nach, ob Mascara nicht eigentlich vollständig überbewertet ist.

Diese extreme Müdigkeit, die mich persönlich noch viel mehr belastete als die ständige Übelkeit, ist wohl ein noch normaleres Symptom in

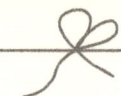

der Frühschwangerschaft. Die Hauptursache hierfür liegt in den enormen Veränderungen, die der Körper in dieser Phase durchmacht. Die Hormone ändern sich rapide. Gerade das hohe Progesteronlevel hat einen beruhigenden Einfluss auf den Körper. Zudem bildet sich die Plazenta, um das Baby mit Nährstoffen zu versorgen, was für den Körper einen enormen Aufwand bedeutet. Auch das ständige Urinieren in der Nacht stört den Schlaf. Übelkeit und Erbrechen schwächen den Körper zusätzlich.

Müdigkeit kann aber auch ein Zeichen für Anämie sein, vor allem wenn man zusätzlich unter Schwindel, Aussetzern, Kurzatmigkeit und Herzflattern leidet. Wenn du diese Symptome verspürst, solltest du deinen Frauenarzt darauf aufmerksam machen, damit er dir ein Eisenpräparat verschreibt. Eisenmangel macht einen nämlich auch anfälliger für Infektionen, Frühgeburten und Blutungen.

Ganz wichtig, versuch nicht dagegen anzukämpfen. Literweise Kaffee oder andere Aufputschversuche helfen hier nicht. Glaub mir, ich habe es versucht. Gerade in den ersten Wochen, in denen ich noch nicht wusste, dass ich schwanger war, müsste mein Blut eigentlich schwarz geworden sein von dem vielen Kaffee, mit dem ich mich durch meinen Arbeitstag kämpfte. Es half aber nichts. Ich konnte einen dreifachen Espresso trinken und trotzdem im nächsten Meeting einschlafen. Man bekommt nur sinnlose Bauchschmerzen und Mundgeruch.

Der Körper macht enorme Veränderungen durch und braucht die Kraft nun mal, um die bestmöglichen Voraussetzungen für das Baby zu schaffen. Gib ihm die Nötige Ruhe und Entspannung, um diese Prozesse auch ausführen zu können. Versuche, in deinen Tagesablauf so viele Entspannungszeiten wie möglich einzuplanen. Nutze die Abende, um deine Füße hochzulegen, und verplane deine freie Zeit nicht zusätzlich.

Anämie

Sauerstoff wird durch das Hämoglobin in unseren roten Blutzellen durch unseren Körper transportiert. Eine Anämie entsteht, wenn es nicht genug Hämoglobin im Blut gibt, und geht mit Symptomen wie Müdigkeit, Atemlosigkeit, Herzflattern und einer fahlen blassen Gesichtsfarbe einher. Zudem erhöht sich das Infektionsrisiko.

Die Hauptursache für eine Anämie in der Schwangerschaft ist Eisenmangel. Eine weitere Ursache kann aber auch ein Mangel an Vitamin B12 sein, was gerade bei Veganern häufig vorkommt.

Dieser Mangel entsteht entweder dadurch, dass man zu wenig eisen- oder Vitamin-B12-haltige Nahrungsmittel konsumiert, oder dass unser Verdauungssystem die Nährstoffe nicht entsprechend verstoffwechseln kann. Ein Mangel an Vitamin C, Folsäure, Vitamin B6 und Vitamin B12 sorgt zudem dafür, dass nicht genug Eisen absorbiert wird. In beiden Fällen wird meist ein Nahrungsergänzungsmittel verschrieben.

TIPP: Das hilft gegen Müdigkeit

- Versuche einen Mittagsschlaf einzuplanen. Wenn möglich allerdings nicht gerade mitten im Meeting.
- Suche dir Hilfe und versuche Aufgaben, die zu sehr an dir zerren, zu delegieren.
- Geh früh ins Bett.
- Geh oft an die frische Luft.
- Übertreibe es nicht mit dem Sport.
- Trinke ausreichend Wasser.
- Verzichte auf zu viel Koffein.
- Versuche, dich trotzdem regelmäßig zu bewegen.

ÜBELKEIT

Über die Hälfte aller Frauen werden in der Schwangerschaft von dieser Übelkeit geplagt, die normalerweise in der 6. bis zur 16. Woche auftritt. Manche verspüren sie bereits ab dem ersten Tag der ausbleibenden Periode und bei manchen dauert sie sogar bis zur Geburt an. Normalerweise fühlt man sich in der Schwangerschaftsmitte, im zweiten Trimester, besser und die Übelkeit kommt am Ende der Schwangerschaft eventuell noch einmal zurück. Einen positiven Aspekt kann ich immerhin nennen: Ich musste mich nie übergeben. Doch auch wenn man sich nicht übergeben muss, ändert sich für die meisten Frauen das Verhältnis zum Essen. Typische Symptome können hier sein, dass man plötzlich Dinge, die man immer gerne mochte, nicht mehr riechen kann. Dass man die morgendliche Tasse Kaffee nicht mehr runterbekommt und auch Gewürze ihre Attraktivität verlieren. Vielleicht ein Signal des Körpers, seine Ernährung zu vereinfachen und sich auf die wichtigen nährenden Dinge zu besinnen.

Bei mir war es ähnlich. Ich konnte zum Beispiel meinen heißgeliebten Salat vorerst nicht mehr sehen und wollte nur noch gekochtes Gemüse zu mir nehmen. Am liebsten in Breiform und möglichst gut präpariert für meinen Magen. Bei Kaffee war es allerdings anders. Eigentlich mochte ich Kaffee nie und habe ihn nur aus Koffeinzufuhrgründen getrunken. Doch gerade am Anfang der Schwangerschaft tat mir eine Tasse warmer Kaffee morgens ganz gut und ich freute mich sogar richtig darauf. Ich denke, so etwas wird jede Frau ganz individuell erleben und man sollte sich hier nicht von den klassischen Schwangerschaftsmythen verunsichern lassen. Ich kenne keine Schwangere, die Lust auf Essiggurken mit Nutella bekommen hat. Dafür aber sehr viele, die plötzlich ihre täglichen Leibspeisen nicht mehr riechen konnten und dafür andere Dinge, denen sie nie wirklich Beachtung geschenkt hatten, in ihren täglichen Speiseplan aufnahmen. Hört auf euren Körper und versucht, die Gelüste so gesund wie möglich zu gestalten. Doch warum entsteht

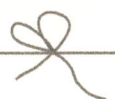

diese lästige Übelkeit? Hier gibt es verschiedene Theorien. Zum einen wird die Änderung des Hormonspiegels im Körper als ausschlaggebend angesehen. Aber auch ein erhöhtes Stresslevel und die Emotionen, die durch eine beginnende Schwangerschaft entstehen, können mitverantwortlich sein.

Warum ist die Übelkeit morgens schlimmer? Morgens ist der Hormonspiegel einfach höher und am Morgen ist der Magen leerer, deshalb ist einer schwangeren Frau noch schlechter. Wie ich bereits sagte, war mir persönlich immer übel. Ich muss aber zugeben, dass es hilft, direkt nach dem Aufstehen oder sogar noch im Bett eine Kleinigkeit zu essen – obwohl ich früher nie gefrühstückt habe. Ein paar einfache Reiscracker halfen mir hier wirklich manchmal durch den Tag.

Doch was ist mit dem kleinen Lebewesen in mir? Ich aß hauptsächlich Reiscracker und Kartoffelbrei. Ganz wenig rohes Gemüse und nur selten Obst. Das sollte doch nicht sein. Das kleine Etwas in mir braucht doch seine Vitamine um zu wachsen? Keine Angst, auch wenn man gar nichts mehr herunterbekommt oder sein Essen absolut nicht bei sich behalten kann, um das Baby muss man sich keine Sorgen machen. Seine Nährstoffversorgung in dieser Zeit ist gesichert. Nur auf ausreichend Flüssigkeitszufuhr muss geachtet werden, damit man nicht dehydriert.

Wichtig: Wenn ihr euch oft übergebt und nicht einmal Flüssigkeiten bei euch behalten könnt, müsst ihr zum Arzt gehen.

Natürliche Mittel gegen Übelkeit

- Ingwer essen. Entweder kandiert, in Tee oder in Kapselform. Man kann auch vegane Ingwerkekse backen. Das Rezept findet ihr im Rezeptteil.
- Regelmäßig kleine Mahlzeiten zu sich nehmen, sodass der Magen nie wirklich leer ist und der Blutzuckerspiegel nicht sinkt.

- Schon vor dem Aufstehen magenfreundliche Cracker oder Salzstangen essen.
- Häufig in kleinen Schlucken Wasser trinken, um nicht zu dehydrieren.
- 1 Esslöffel Apfelessig in heißes Wasser geben und trinken.
- Pfefferminzöl in heißes Wasser geben und daran riechen.
- Mehr Schlaf und Erholung.
- Frische Minze kauen.
- So oft wie möglich an die frische Lust gehen.
- Nüsse, Avocados und Vollkornprodukte mit viel Vitamin B 6 essen.
- Akupressur. Druck auf den Druckpunkt knapp vier Zentimeter unterhalb des Handgelenks am Unterarm – genau in der Mitte. Es gibt dafür auch entsprechende Armbänder zu kaufen.
- Hefehaltige Lebensmittel wie Würzhefeflocken, Trockenobst oder Hefebrötchen können helfen.
- Lebensmittel mit hohem Eisengehalt, wie zum Beispiel Spinat, können ebenfalls positiv wirken.

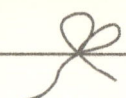

TIPP: Smoothies in der Schwangerschaft

Wenn ich merke, dass ich kaum etwas runter bekomme, mache ich mir einen Smoothie! Schon vor der Schwangerschaft war dies ein perfekter Frühstückersatz. Hier sind alle wichtigen Nährstoffe und Ballaststoffe in leichter Form enthalten und ich kann sie Schluck für Schluck trinken, ohne meinen Magen zu sehr zu belasten. Zudem geht es schnell. Gerade in den ersten Wochen anhaltender Übelkeit bereitet mir ein morgendlicher Smoothie ein gutes Gefühl für die Nährstoffversorgung und gibt mir ein bisschen Energie für den Tag. Achtet immer darauf, eine gute Mischung von Obst und Gemüse sowie ein bisschen Fett zu bekommen, damit der Körper ihn bestmöglich aufnehmen kann. Mein Lieblingsrezept findet ihr im Rezeptteil!

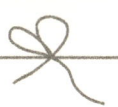

BLASENENTZÜNDUNG

Davon wurde ich in meiner Schwangerschaft zum Glück nicht geplagt, aber viele Frauen leiden in den ersten Schwangerschaftswochen unter Blasenentzündung. Oft ist dies sogar das erste Anzeichen für eine erfolgte Befruchtung. Es handelt sich um eine schmerzhafte Entzündung der Harnwege, die einem das Gefühl gibt, alle zwei Minuten auf die Toilette zu müssen und beim Urinieren enorm schmerzhaft ist und meist auch dann weh tut, wenn man gerade gar nicht auf der Toilette ist.

Warum entsteht sie? Die Hormone, die durch die Schwangerschaft freigesetzt werden, sorgen dafür, dass die Muskeln sich entspannen und die Gebärmutter wächst. Das kann auf die Blase drücken. Meistens entspannt sich in dieser Phase auch die Harnröhre, was sie anfälliger für Bakterien macht. Wenn man eine Blasenentzündung unbehandelt lässt, kann sie sich auf die Nieren auswirken und zu einer ernstzunehmenden Krankheit werden. Nierenentzündungen können sogar zu einer vorzeitigen Geburt führen. Daher muss eine solche Erkrankung unbedingt rechtzeitig und regelmäßig kontrolliert werden. Symptome für eine Nierenbeckenentzündung sind neben häufigem Harndrang starke Schmerzen im unteren Rücken und Fieber.

Natürliche Hilfe gegen Blasenentzündung

Sobald du erste Symptome einer Blasenentzündung feststellst, solltest du deine Ärztin informieren, um schwerwiegenden Folgen zuvorzukommen. Zusätzlich kann Folgendes vorbeugend und unterstützend hilfreich sein:

- viel trinken
- keinen Zucker essen

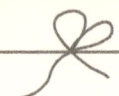

- Cranberrysaft
- Nesseltee
- Löwenzahntee
- und aus dem Bereich der Intimhygiene: nach dem Sex urinieren

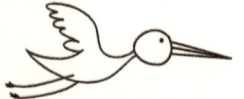

TIPP: Genug trinken
Starte den Tag am besten mit einer großen Flasche Wasser, die du direkt nach dem Aufstehen austrinkst. Zudem solltest du überall griffbereit frisches Wasser stehen haben. So wirst du immer daran erinnert, genug zu trinken.

HORMONELL BEDINGTE AKNE

»So gehe ich nicht raus«, kreischte ich morgens in den Spiegel. »Schatz, sag Bescheid, dass ich krank bin. Ich habe einen wichtigen Kundentermin und kann mich doch so nicht zeigen. Ich sehe aus wie eine 16-Jährige mit zwei Schichten Beton-Kitt im Gesicht!«

Ich weiß, es ist wahrscheinlich albern und für viele nicht verständlich. Aber dieses relativ typische Symptom in den ersten Wochen der Schwangerschaft hat mich mit Abstand am meisten belastet. Wenn man schon müde ist, kaum einen Bissen runterkriegt und ständig das Gesicht verzieht, weil einem von irgendetwas übel wird, möchte man doch wenigstens, dass das Gesicht halbwegs passabel aussieht. Und nicht von roten Pickeln, Unreinheiten und tief sitzenden Entzündungen, gegen die auch kein Make-up der Welt hilft, übersät ist. Gerade dann nicht, wenn man altersmäßig die Pubertät längst hinter sich gelassen und eigentlich eine schöne Haut hat.

Ja, die Pickel kamen auch schon, als ich meine Pille abgesetzt hatte, aber ich hatte gerade das Gefühl, sie in den Griff zu bekommen und Licht

am Ende des Tunnels zu sehen. Bis ich schwanger wurde. Ihr könnt euch das nicht vorstellen! Kein schöner Schwangerschafts-Glow und eine rosige Gesichtshaut. Nein, unreine Stellen, fettige T-Zone und ein entzündetes Dekolleté. Wunderbar! Ursache sind hier ebenfalls die Schwangerschaftshormone.

Was hilft? Natürlich ist das Problem in erster Linie innerlich. Dennoch kann man das Abklingen von Pickeln und Unreinheiten unterstützen. Nahrungsmittel, die basisch sind, helfen, den Körper bei der Entgiftung zu unterstützen. Frisches Obst und Gemüse sollten daher auf dem Speiseplan stehen, sofern ihr es herunterbekommt. Zusätzlich solltet ihr viel Wasser trinken. Am besten ohne Kohlensäure, da sie Symptome wie Übelkeit verstärken kann. Eine morgendliche frisch gepresste Zitrone und/oder ein Shot Apfelessig bringen den Prozess zusätzlich in Gang.

Doch auch äußerlich ist es wichtig, sich jetzt nicht gehen zu lassen. Ich achtete penibel darauf, mein Gesicht ordentlich zu reinigen, jegliche Make-up-Reste zu entfernen und ich habe meine Pflegeserie in dieser Zeit umgestellt. Statt die Produkte für feuchtigkeitsarme Haut zu verwenden, gab es jetzt etwas für Mischhaut und zu Unreinheiten neigender Haut und einmal die Woche zusätzlich eine Heilerdemaske. Diese ist rein natürlich und hilft, die Hautunreinheiten zu entfernen. Was mir auch geholfen hat, zumindest die dicken entzündeten Stellen zu beruhigen und abklingen zu lassen, war unter anderem Apfelessig. Einfach mit einem Wattebausch auf die Haut auftragen und einwirken lassen. Und keine Sorge: Es wird besser!

Die meisten von uns begreifen, dass all das, was wir essen, in unseren Körper gelangt. Doch schnell vergessen wir unsere Haut. Sie ist unser größtes Organ und alles, was wir daraufschmieren, wird ebenfalls von unserem Körper absorbiert. In unserer heutigen Welt ist alles mit Chemie vollgepumpt und jedes Körperpflegemittel, das wir benutzen, enthält meist Hunderte von chemischen Bestandteilen. Die meisten davon wurden hinsichtlich ihrer Langzeitauswirkung auf unseren Körper nicht einmal getestet.

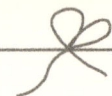
Doch keine Angst, man braucht nicht als ungeschminkter und ungewaschener Freak durch die Gegend zu laufen. Mittlerweile gibt es reihenweise tolle, günstige vegane Naturkosmetikprodukte, die gerade in der Schwangerschaft zu empfehlen sind. Denn immerhin wollen wir ja nicht, dass die ganzen chemischen Pasten zu unserem Baby gelangen.

Ich habe nach und nach alle Körperpflegeprodukte umgestellt und durch Naturkosmetik ersetzt. Beim Make-up tat ich mich zugegebenermaßen noch etwas schwer und musste viel herumexperimentieren, um vergleichbar zufriedenstellende Produkte zu finden. Aber das war mir die Mühe allemal wert.

Meidet Produkte mit synthetischen Duftstoffen, sie sind die Chemiekeulen schlechthin.

Meidet Parabene. Parabene sind Chemikalien, die im Körper wie Östrogene wirken können, und werden als Konservierungsstoffe in verschiedenen Pflegeprodukten verwendet.

Im Zuge dieser Umstellung bin ich ein großer Fan von Ölen geworden. Sie sind nicht nur günstiger als teure Pflegecremes, sondern lassen sich meist auch flexibler einsetzen. Man kann sie essen, als Haarkur verwenden, für das Gesicht benutzen und den Körper sowie den wachsenden Babybauch damit pflegen.

Hautöle in der Schwangerschaft

Ätherische Öle werden in der Schwangerschaft nicht empfohlen, aber folgende Öle kann ich euch uneingeschränkt empfehlen:

- Arganöl
- Wildrosenöl
- Kokosöl

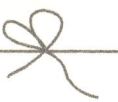

TIPP: Aloe vera äußerlich angewendet

Aloe vera-Gel kann man sehr günstig im Internet oder in gut sortierten Bioläden kaufen. Es ist eine wunderbare Feuchtigkeitsquelle und hat eine entzündungshemmende Wirkung. Ich benutze Aloe vera-Gel unter meiner Gesichtscreme und unter dem Babyöl, welches ich für meinen Bauch benutze.

Shoppingliste für das erste Trimester
- Folsäure
- Vitamin B 12
- Cracker und Snacks für unterwegs
- vegane Gesichtspflege für unreine Haut
- Heilerdemaske
- Ingwer
- Feuchtigkeitspflege oder Öl für den Babybauch
- Aloe vera-Gel für den zusätzlichen Frische-Kick

To-do-Liste für das erste Trimester
- Frauenarzttermin ausmachen
- Folsäure und B-Vitamine nehmen
- keine Fertigsalate mehr essen und Obst gründlich waschen
- alle Nahrungsergänzungsmittel hinsichtlich Schwangerschaft überprüfen
- sich mit den ersten Umstandsmode-Stücken vertraut machen
- dem Arbeitgeber Bescheid sagen
- Familie und Freunde informieren

Was uns auch bewegt – Vegane Tipps für unterwegs

»Du verstehst das nicht. Ich möchte nicht in einer Stunde essen. Ich habe jetzt Hunger!«, maulte ich meinen Mann am Telefon an.

»Okay, dann beeile ich mich«, ertönte es am anderen Ende der Leitung.

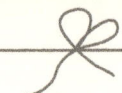

Eine Schwangerschaft ist nicht nur für uns Frauen eine Herausforderung, sondern auch für unsere wunderbaren Ehemänner. Denn eine schwangere Frau wird nicht nur fauler, langsamer und fängt an zu watscheln, sondern sie hat auch ständig Hunger. Ich zumindest. Und das ist kein »Ach ja, ich sollte mal langsam was essen«-Hunger. Es ist ein »Wenn ich jetzt nicht sofort was in den Magen bekomme, werde ich versterben«-Hunger. Er kommt ganz plötzlich, man weiß nie, worauf er gerade aus ist, und man muss ihn sofort befriedigen.

Für alle Bald-Mamis, denen es auch so geht, habe ich daher einen ganz einfachen und sehr wichtigen Tipp: Habt immer, ja, ich meine wirklich immer, etwas zu essen dabei. Und am besten auch eine kleine geschmackliche Auswahl. Auch wenn ihr nur mal kurz in die Stadt gehen möchtet oder nach dem reichhaltigen Mittagessen einen Spaziergang macht, der Hunger kann euch immer überraschen. Und dadurch werdet ihr nicht nur schlecht gelaunt, sondern bekommt auch Kreislaufprobleme. Also hier meine besten Tipps für vegane Snacks unterwegs:

- Obst. Ein Apfel oder eine Banane lässt sich leicht transportieren und macht euch durch den Fruchtzucker und die Vitamine sogar noch fit.
- Nüsse. Am besten ungesalzen und nicht geröstet. Sie bieten wertvolle Fett- und Eiweißquellen und lassen sich zudem in jedem Restaurant über den Salat oder das Gemüse streuen, wenn man noch das gewisse Extra an Energie braucht.
- Reis- oder Maiscracker. Sie sind Gold wert! Nicht nur wenn die übliche Schwangerschaftsübelkeit einen plagt, sondern auch bei Sodbrennen und dem kleinen Hunger zwischendurch.
- Trockenfrüchte. Geben ebenfalls schnelle Energie, helfen, wenn man Lust auf Süßes hat, und lassen sich als Riegel sogar problemlos überallhin mitnehmen.

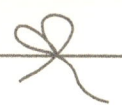

- Mamba. Genau! Sie sind vegan, passen in jede Handtasche, halten ewig und sind perfekt, wenn man noch etwas wirklich Süßes möchte.
- Habt zudem immer eine kleine Flasche stilles Wasser dabei. Glaubt mir. Es ist enorm wichtig, genug zu trinken und hilft eurem Kreislauf dabei, stabil zu bleiben.

5. DAS ZWEITE TRIMESTER – DER »SCHÖNSTE« TEIL DER SCHWANGERSCHAFT?

»Okay, können wir jetzt mal über etwas anderes reden als dein Baby?«, fragte mich meine Freundin vorwurfsvoll. Und sie hatte recht. Neben meinem Arbeitsalltag war das einzige Thema in meinem Leben: mein Baby. Wie wird es sein, Mutter zu werden? Wie wird es aussehen? Wird es mich mögen und werde ich das alles hinbekommen?

Mein Mann und ich verbrachten unsere Abendstunden regelmäßig damit, uns die Zukunft auszumalen und über das kleine Wesen in meinem Bauch und unsere neue Rolle als Eltern zu sprechen. Wir interpretierten weitere Ultraschallbilder und überlegten, ob das uns mitgeteilte Geschlecht wirklich auch gewiss sei oder wir mit den rosa Babyeinkäufen noch warten sollen. Es war wunderschön. Und obwohl ich früher jede Schwangere für unglaublich nervig und anstrengend gehalten habe, konnte ich nun nachvollziehen, warum sich Gesprächsthemen so einschränken.

»Wie läuft es denn mit deiner Ernährung? Hast du keine Gelüste oder Mangelerscheinungen?«, versuchte meine Freundin wieder ein Gespräch aufzunehmen.

»Nein, ganz und gar nicht! Da ich immer noch müde bin, habe ich meine Eisenwerte überprüfen lassen und meine Frauenärztin hat mir ein Präparat verschrieben. Allerdings sagte sie ausdrücklich, dass ich es nicht brauche, da mein Blutbild prima aussieht. Und ich habe es auch nur zwei Mal genommen. Und die kleine Maus merke ich sogar schon in meinem Bauch. Angefangen hat es in der 15. Woche ganz unerwartet, als würde eine kleine Spinne in meinem Bauch herumkrabbeln, und jetzt ist es meist abends schon deutlich zu spüren. Das ist so ein umwerfendes Gefühl.«

»Ja ja. Ist ja gut jetzt«, ermahnte meine Freundin mich erneut und schob mir auffordernd ihren Eisbecher rüber. »Möchtest du nicht mal probieren? Schwangere brauchen doch so was.«

»Das ist lieb«, antwortete ich. »Aber ich mache mir nachher aus gefrorenen Bananen und Mandelmilch mein eigenes veganes Eis.« Sie verdrehte die Augen und fragte: »Also hast du schon ab und zu Lust auf so was?«

»Ja, natürlich. letzte Woche wollte ich komischerweise rohen Lachs essen. Obwohl ich seit Jahren keinen Fisch mehr esse und man ihn roh in der Schwangerschaft ja ohnehin nicht essen soll.«

»Und? Hast du?«

»Natürlich nicht! Allerdings habe ich mir dann eine große Portion Kidneybohnen zu meinem Gemüse gemacht und als Nachtisch Sojajoghurt mit Nüssen. Meiner Meinung nach haben Gelüste definitiv eine Bedeutung. In dem Fall hat mein Körper wohl einfach nur etwas mehr Eiweiß gebraucht. Und wenn ich den ganzen Tag Lust auf Kekse habe, mache ich mir etwas Kohlenhydrathaltiges. Allerdings ist der ein oder andere vegane ungesunde Snack natürlich auch drin. Und mittlerweile ist es wirklich leicht, vegane Leckereien zu finden und ich muss sie nicht mal selbst backen«, lächelte ich sie an.

»Mhm. Also so wie du aussiehst, scheint es zu funktionieren. Deine Haut ist ja super geworden und sonderlich viel zugenommen hast du auch noch nicht.«

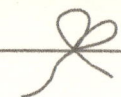

»Nein, und ich merke wirklich, dass mein Körper die gesunde und vegane Ernährung genießt. Eine zusätzliche Bestätigung für meine Entscheidung.«

»Und mittlerweile schläfst du auch nicht mehr regelmäßig im Büro ein«, lachte sie, während sie nach unserem Lunch aufstand und sagte: »Komm, wir gehen noch mal in den Bioladen – jetzt habe ich auch mal Lust auf einen veganen Muffin.«

Der zweite Teil der Schwangerschaft umfasst die 13. bis 27. Schwangerschaftswoche und wird als zweites Trimester bezeichnet. Dies soll der schönste Teil der Schwangerschaft sein, da der Körper sich nun an die Schwangerschaftshormone gewöhnt hat, weshalb sich die Symptome der Übelkeit bessern und man auch mental genug Zeit hatte, um zu begreifen, was da im eigenen Körper vorgeht. Zudem wird der Bauch zwar langsam sichtbarer, man ist aber dennoch beweglich und empfindet ihn nicht als störend, sondern als wunderschönen Beweis für die anstehende Lebensveränderung. Die Tatsache, dass man in diesem Teil der Schwangerschaft auch die ersten Kindsbewegungen spüren kann, rundet die Schönheit dieses Trimesters ab und alles wird realer.

WAS MACHT DAS BABY?

Für das Baby ist das zweite Trimester vor allem durch ein rasantes Wachstum und eine starke Entwicklung der Organe geprägt. Alleine in der 14. und 15. Schwangerschaftswoche wird dein Baby sein Gewicht pro Woche jeweils verdoppeln. Finger und Zehen werden definierter und die Muskeln und Knochen entwickeln sich weiter. Das Gesicht des Babys ändert sich beinahe täglich und ab der 15. Woche wachsen die Kopfhaare des Babys und es bekommt zudem Wimpern, Augenbrauen und einen feinen Flaum am gesamten Körper.

Ab der 16. Woche sind nicht nur die Lippen des Babys definierter, sondern es hat auch seinen eigenen Fingerabdruck entwickelt. Die Mus-

keln sind nun soweit entwickelt, dass es die Hand zur Faust ballen kann und seine Zehen bewegt.

In der 18. Woche ist diese erste große Wachstumsphase beendet und das Baby ist nun circa 13,5 Zentimeter groß und wiegt circa 150 Gramm. Sein Gehirn ist bereits aktiv und steuert den Herzschlag, die Verdauung und den Bewegungsapparat. Zudem fängt das Baby an wahrzunehmen, was außerhalb des Bauches passiert und laute Geräusche, die euch selbst erschrecken, können auch euer Baby zusammenzucken lassen. Die Nieren beginnen zu arbeiten und kleine Mengen Urin abzusondern. In der 19. Woche kann euer Baby hören. Nun könnt ihr auch das Geschlecht des Babys herausfinden lassen, falls ihr es wissen möchtet. In der ersten Schwangerschaft kann man ab der 20. Woche die ersten Kindsbewegungen fühlen, in späteren Schwangerschaften meist früher. Ich habe die erste Bewegung wie gesagt bereits um die 15. Woche herum bemerkt und es fühlte sich an wie ein Krabbeln. Manche beschreiben es auch wie das Flattern eines Schmetterlings. Gegen Ende des zweiten Trimesters hat das Baby bereits eine Überlebenschance. Wenn auch mit intensiver medizinischer Betreuung.

Schlafpositionen in der Schwangerschaft

Ich bin eine leidenschaftliche Bauch- oder Rückenschläferin. Allerdings ging ersteres schon nach kurzer Zeit nicht mehr. Grundsätzlich gilt: Solange es bequem ist, kann man auch schwanger auf dem Bauch, dem Rücken oder der Seite schlafen. Also nutzte ich die bequeme Rückenlage als Ausweichmöglichkeit. Ab Ende des zweiten Trimesters wird aber empfohlen, nicht mehr auf dem Rücken zu liegen. Auch wenn es für mich die bequemste Position war, empfahl mir meine Frauenärztin, mich anders hinzulegen. Der Grund: Das Gewicht des Bauches drückt auf die großen Gefäße wie die untere Hohlvene und die inneren Organe. Dies kann schlecht für mich und das Baby sein.

Um meinen Körper zu entlasten und dadurch besser zur Ruhe zu kommen, musste ich mir angewöhnen, auf der linken Seite zu schlafen. In dieser Position wird auch der Druck von der unteren Hohlvene genommen. Sie gehört zu den wichtigsten Venen im Körper und transportiert das Blut vom unteren Teil des Körpers bis zum Herzen. Außerdem unterstützt sie die Nieren dabei, Schadstoffe aus dem Körper zu filtern. Dies soll sogar Wassereinlagerungen verhindern.

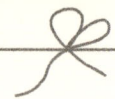

TIPP: Stillkissen

Diese wurstähnliche Konstruktion habe ich mir bereits zu Beginn des zweiten Trimesters gekauft und möchte sie nicht mehr missen. Ein Stillkissen stützt den Bauch, wenn man auf der Seite liegt, und man kann es sich zudem zwischen die Beine legen. Das soll Rückenschmerzen und Verspannungen vorbeugen. Zumindest so lange wie möglich. Denn laut Aussage vieler Hebammen kann man gegen Ende der Schwangerschaft, kurz vor der Geburt ohnehin nicht mehr schlafen und hat überall Schmerzen. Na toll!

MEINE ERFAHRUNGEN UND TYPISCHE SYMPTOME IM ZWEITEN TRIMESTER

Dadurch, dass im zweiten Trimester der Stoffwechsel beschleunigt wird, bekommt man mehr Energie und hat aber auch mehr Hunger. Der Körper sorgt also ganz natürlicherweise dafür, dass das Baby alles bekommt, was es für sein Wachstum braucht. Das Hormon Progesteron sorgt dafür,

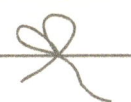

dass die Muskeln und Bänder sich entspannen und auf die Geburt vorbereitet werden. Dadurch kann es sein, dass eine Frau sich dehnbarer und flexibler fühlt. Trotzdem solltet ihr hier aufpassen und euch beim Stretching nicht überdehnen. Progesteron wirkt allerdings auch wie ein natürliches Beruhigungsmittel und führt dazu, dass man sich entspannter, ruhiger, ausgeglichener und selbstbewusster fühlt. Das berühmte »Schwangerschaftsgehirn« etabliert sich in dieser Zeit und führt dazu, dass man wirklich alles vergisst und sich auf nichts konzentrieren kann – ein negativer Nebeneffekt des Progesterons.

GEBÄRMUTTERHALSSCHWÄCHE

»Das sieht alles gut aus, Frau Micus! Das Baby wächst genauso wie es soll und bewegt sich hinreichend«, sagte mir meine liebe Frauenärztin beim Kontrolltermin. »Sehen Sie – hier ist das Köpfchen.«

Ich schaute die grau-weiße, an ein altes Fernsehbild erinnernde Aufnahme an und mir schossen schlagartig die Tränen in die Augen. »Hier haben Sie ein schönes Foto!« Das waren wirklich ein kleines Köpfchen und kleine Händchen, die man erkennen konnte. Sogar eine kleine Nase. Glaubte ich zumindest. Und alle Bald-Mamis wissen: Es gibt nichts Schöneres. »Jetzt machen Sie sich bitte einmal frei und ich untersuche noch Ihren Muttermund.« Mechanisch folgte ich ihren Anweisungen und blickte gedankenversunken auf das lebensverändernde Schwarz-Weiß-Bild, das mir liebevoll in die Hand gedrückt wurde.

»Oh. Das sieht nicht gut aus«, riss mich ihre Stimme zurück in die Realität. Wie? Was sieht nicht gut aus? Verdutzt sah ich sie an.

»Ihr Muttermund ist bereits verkürzt. Das deutet auf eine Gebärmutterhalsschwäche hin.«

Ich war schockiert und sprachlos. Wer ist hier schwach?

»Das ist erst mal nichts Schlimmes, aber nur wenn Sie sich an ein paar Regeln halten. Arbeiten dürfen Sie nun nicht mehr und es ist viel Ruhe angesagt. Sie müssen sich schonen, viel liegen und dürfen nicht mehr

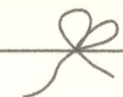

schwer heben. Wir wollen ja nicht riskieren, dass Ihr Baby früher rauskommt als geplant«, lächelte sie mich beruhigend an.

»Wir müssen es regelmäßig kontrollieren und wenn es schlimmer
werden sollte, muss Ihr Muttermund verschlossen werden. Aber zunächst versuchen wir es so.«

Ich wurde umfassend aufgeklärt und die Ärztin versicherte sich immer wieder, dass ich auch wirklich begriff, was sie mir sagte. Anscheinend konnte man mir meinen Schock ansehen. Mit einem Attest über
»Arbeitsunfähigkeit« und einem weiteren Termin zur Kontrolle wurde
ich nach Hause geschickt. Das war es dann wohl. Mir wurde erstmals in
meinem Leben strikte Erholung verschrieben. Obwohl ich doch gerade
erst meine wiedergewonnene Energie genießen konnte.

Was ist eine Gebärmutterhalsschwäche? Unsere Gebärmutter ist der
Ort, an dem das Baby heranwächst und sich gut geschützt entwickeln
kann. Der untere Teil der Gebärmutter wird Gebärmutterhals oder Muttermund genannt. Er ragt normalerweise circa drei Zentimeter in die
Scheide hinein. Um ihn vor Bakterien und Keimen zu schützen, ist diese Öffnung relativ eng und bis zur Geburt fest verschlossen. Durch das
Hormon Prostaglandin weitet sich der Gebärmutterhals durchschnittlich zehn Zentimeter vor der Geburt, um den Kopf des Babys hindurch-
zulassen.

Wenn der Gebärmutterhals jedoch früher seine Stabilität verliert und
sich verkürzt, spricht man von einer Gebärmutterhalsschwäche oder Zervixinsuffizienz. Sie tritt meist zwischen dem vierten und sechsten Schwangerschaftsmonat auf, bei mir wurde er in der 20. Woche diagnostiziert.

Welche Folgen hat das? Es können vorzeitige Wehen einsetzen und
die Gefahr einer Fehl- oder Frühgeburt steigt drastisch an. Der Gebärmutterhals öffnet sich umso mehr, je größer und schwerer das Baby wird,
jedoch viel früher als zum errechneten Geburtstermin.

Und was ist die Ursache für eine solche Schwäche des Gebärmutterhalses? Normalerweise sind Zweitgebärende oder Mütter von Zwillin-

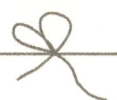

gen eher von einer Zervixinsuffizienz betroffen. Oder Frauen, die bereits Operationen an der Gebärmutter hatten oder Fehlgeburten erlitten haben. Auch Entzündungen oder Infektionen können die Ursache sein. Bei mir gab es allerdings keine konkreten Gründe dafür. Es ist wohl einfach eine Veranlagung, die aber beim nächsten Kind nicht mehr auftreten muss. Meine Mutter hatte dies in ihrer Schwangerschaft mit mir auch, allerdings gibt es keine erbliche Verbindung.

Behandlungen der Gebärmutterhalsschwäche

Zuerst prüft der Frauenarzt, wie weit die Gebärmutterhalsschwäche fortgeschritten ist. Beträgt die Länge des Gebärmutterhalses weniger als 2,5 Zentimeter (normal sind circa 4 Zentimeter), droht eine Frühgeburt, welche es aufzuhalten gilt. Steckt eine Infektion hinter der Zervixinsuffizienz, wird der Arzt einen Abstrich nehmen und der werdenden Mutter ein auf die speziellen Bakterien abgestimmtes Antibiotikum verordnen. Zudem sind Bettruhe und der Verzicht auf jegliche körperlich anstrengende Tätigkeiten unerlässlich. Durch engmaschige Untersuchungstermine ist es dem Frauenarzt möglich, ein Voranschreiten der Gebärmutterhalsschwäche rechtzeitig zu erkennen und gegebenenfalls weitere Therapiemaßnahmen einzuleiten. In manchen Fällen kann eine stationäre Aufnahme der Schwangeren sinnvoll sein, vor allem dann, wenn sie aufgrund ihrer familiären Situation zu Hause nicht die nötige Ruhe finden würde. Um eine drohende Frühgeburt aufgrund einer Gebärmutterhalsschwäche zu verhindern, hat der Frauenarzt die Möglichkeit, der Schwangeren den Muttermund zuzunähen. Diese sogenannte Cerclage wird unter Narkose durchgeführt und kurze Zeit vor dem errechneten Geburtstermin wieder entfernt. Ebenso besteht die Option, einen weichen Kunststoffring (Cerclage-Pessar) über

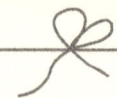

den Gebärmutterhals zu legen. Dieser soll verhindern, dass sich der Muttermund vorzeitig öffnet. Beide Varianten können bei einer Zervixinsuffizienz von Nutzen sein, bergen aber auch gewisse Risiken. Daher sollten diese Eingriffe nur nach einer sorgfältigen Kosten-Nutzen-Analyse durchgeführt werden.

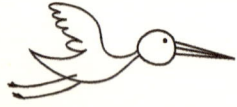

TIPP: Auf Anzeichen achten

Folgende Anzeichen können auf eine Gebärmutterhalsschwäche hinweisen:

- Druckgefühl im Unterbauch
- Blutungen und Schmierblutungen
- vorzeitiger Blasensprung ohne Wehentätigkeit

NASENBLUTEN

Nasenbluten ist extrem lästig und kann einem Angst machen. Allerdings ist es ganz normal, in der Schwangerschaft öfter von Nasenbluten geplagt zu sein als zuvor. Gerade ab dem zweiten Trimester. Dies liegt daran, dass die Schwangerschaftshormone die Blutgefäße erweitern und die steigende Blutmenge in dieser Zeit mehr Druck auf die Venen ausübt. Daher kann es passieren, dass das ein oder andere Blutgefäß platzt und blutet.

Hier hilft am besten, wenn man die Nase kühlt oder sich ein kühles Tuch in den Nacken legt. Ganz wichtig: Nicht den Kopf zurücklegen, sondern das Blut herauslaufen lassen. Es hört von selbst wieder auf.

RÜCKENSCHMERZEN

»Nein Schatz, da nicht. Der Schmerz ist weiter oben. Jetzt etwas mehr links!«

»Okay, aua, das tut weh. Sei doch nicht so grob. Massier mal etwas liebevoller ... Und ein Stück weiter unten.«

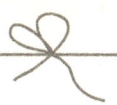

Oh ja! Viele Frauen erleben ab dem zweiten Trimester diesen unangenehmen Schmerz im unteren Rücken, der dauerhaft oder wie kleine Stiche zeitweise oder bei bestimmten Bewegungen auftreten kann. Dies liegt wohl vor allem daran, dass dieser Bereich durch das zusätzliche Gewicht am meisten beansprucht wird und man auch zu einer ungünstigen Körperhaltung neigt, je schwerer der Bauch wird.

Zudem wirken die entspannenden Schwangerschaftshormone hier kontraproduktiv und führen dazu, dass sich zwar die Bänder, Gelenke und Muskeln entspannen, dadurch aber dieser Muskelbereich überbeansprucht wird. Hier kann man auf Massagen und Akupunktur zurückgreifen, um schnelle Hilfe zu bekommen. Eine Stimulation der entsprechenden Reflexzonen kann ebenfalls Wunder bewirken. Ich habe dreimal die Woche eine Mischung aus Yoga und Dehnübungen eingeführt, die mir am besten geholfen hat.

Die besten Übungen gegen Rückenschmerzen

Aufgrund der hormonellen Gewebeauflockerung kommt es an der Wirbelsäule zu einer verringerten Stabilität, die durch zusätzliche Muskelbeanspruchung ausgeglichen wird. Die Folge davon sind nicht nur eine schnellere Ermüdbarkeit der Muskeln, sondern auch schmerzhafte Verspannungen.

1. Leg dich auf den Rücken und ziehe die gespreizten Knie an den Körper, lass dabei aber viel Platz für den Bauch. Roll dich nun ganz sanft von einer zur anderen Seite, gerade soweit, dass du nicht umkippst.
2. Entlaste deine Wirbelsäule, indem du in Rückenlage die Beine anziehst und die Arme zur Seite ausstreckst. Dann dreh deinen Kopf zur linken Seite und leg deine Beine in entgegen-

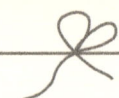

gesetzter Richtung, also nach rechts, auf dem Boden ab. Bleib etwa eine Minute so liegen, mach dann einen Seitenwechsel.

3. Geh in den Vierfüßlerstand. Kipp aus dieser Position das Becken nach hinten und krümme Stück für Stück den Rücken zu einem Katzenbuckel. Halte diese Position mindestens fünf Sekunden lang. Kipp anschließend das Becken nach vorne und bring deinen Rücken von unten angefangen wieder Stück für Stück in eine gerade Position.

4. Nimm dir einen Gymnastikball. Knie dich vor den großen Gymnastikball und leg deinen Oberkörper, Kopf und Arme auf diesem ab. Roll nun den Ball nach vorne, bis Arme und Rücken gestreckt sind, dann wieder zurück.

HÄMORRHOIDEN UND KRAMPFADERN

Da freut sich wirklich jeder drüber: Hämorrhoiden. Da in der Schwangerschaft die Blutmenge steigt, werden unsere Venen mehr und mehr belastet, um die Blutzirkulation aufrechtzuerhalten. Diese gesteigerte Blutmenge in den Venen kann dazu führen, dass sie sich aufblähen, verstopfen oder hervorstehen und die Hauptorte dieses Problems sind das Rektum, die Vulva und der untere Beinbereich.

Bei Hämorrhoiden handelt es sich um eben solche verstopften und überdehnten Venen, die anfangen, außerhalb des Körpers sichtbar zu werden und unangenehm jucken. Ich wurde zum Glück von dieser bei vielen Frauen während der Schwangerschaft auftretenden Nebenwirkung verschont, kann mir aber vorstellen, wie unangenehm das sein muss. Es wird empfohlen, sofort mit einer Behandlung zu beginnen. Im Hinblick auf die möglicherweise auch an den Unterschenkeln hervortretenden Venen, kann eine Frau vorbeugen, indem sie sehr oft die Beine hochlegt oder sich entsprechende Kompressionsstrümpfe zulegt.

Ballaststoffreiches Essen in der Schwangerschaft

Ballaststoffe sind weitgehend unverdauliche Nahrungsbestandteile, meist Polysaccharide, also Kohlenhydrate, und kommen hauptsächlich in pflanzenbasierten Nahrungsmitteln vor wie Getreide, Obst, Gemüse und Hülsenfrüchten. Für den menschlichen Organismus sind sie absolut notwendig, vor allem für die Verdauung. Man unterscheidet zwischen löslichen und unlöslichen Ballaststoffen.

Lösliche Ballaststoffe:
Zum Beispiel Pektine, Inulin, Oligofruktose, lösliche Hemizellulose, die vor allem in Obst und Gemüse enthalten sind.

Unlösliche Ballaststoffe:
Zum Beispiel Zellulose, unlösliche Hemizellulose, Lignin, die man vorwiegend in Getreide und Hülsenfrüchten findet.

Lösliche Ballaststoffe wirken wie ein Quellstoff, da sie große Mengen an Wasser binden. Im Dickdarm werden lösliche Ballaststoffe von dort lebenden Bakterien zu kurzkettigen Fettsäuren und Gasen abgebaut – dies bewirkt, dass der Stuhl weicher wird, das Stuhlvolumen nimmt in der Folge zu. So kann eine zügige, regelmäßige Darmentleerung stattfinden.

Unlösliche Ballaststoffe binden viel weniger Wasser, werden aber von den Bakterien kaum abgebaut, sodass diese Ballaststoffe das Stuhlvolumen stärker vergrößern. Ein solches größeres Stuhlvolumen wiederum regt die Bewegungen des Darms an, sodass der Weitertransport der Nahrungsreste und ihre Ausscheidung beschleunigt werden.

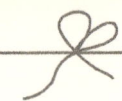

Zudem spielen unlösliche Ballaststoffe für den Stoffwechsel eine wichtige Rolle. Sie leisten zum Beispiel einen Beitrag zum Absenken der Blutfettwerte und unterstützen den Körper dabei, Cholesterin auszuscheiden. Denn Ballaststoffe binden Gallensäuren, sodass diese vermehrt ausgeschieden werden, was wiederum die Produktion neuer Gallensäuren im Blut ankurbelt, ein Vorgang, bei dem Cholesterin verbraucht wird. Außerdem sollen Faserstoffe helfen, Typ-2-Diabetes, Dickdarm- und Prostatakrebs vorzubeugen.

Insgesamt kann eine ballaststoffreiche Ernährung also Magen-Darm-Erkrankungen (etwa Verstopfung, Divertikulose, Darmkrebs, Hämorrhoiden), Stoffwechselerkrankungen (etwa Fettsucht, Diabetes) sowie Herz-Kreislauf-Erkrankungen (etwa Arterienverkalkung, Herzinfarkt, Bluthochdruck) vorbeugen.

Was den Tagesbedarf an Ballaststoffen angeht, so wird für Erwachsene eine Mindestaufnahmemenge von 30 Gramm pro Tag empfohlen. Das entspricht zum Beispiel etwa 200 Gramm Kohl, 200 Gramm Möhren, 100 Gramm Roter Bete, 100 Gramm Hülsenfrüchten oder drei Scheiben Vollkornbrot.

Schwangere, die sich ballaststoffreich ernähren, tun sich nicht nur selbst und ihrer Verdauung etwas Gutes, sondern können auch nachweisbar das Asthmarisiko ihres Kindes positiv beeinflussen.

(Quelle: Zentrum der Gesundheit)

Beispiele für Ballaststofflieferanten sind:

- Gemüse: Hülsenfrüchte wie Bohnen, Kichererbsen und Linsen, Artischocken, Brokkoli, Karotten, Weiß- und Rosenkohl
- Obst: Avocados, Äpfel, Beeren, Birnen und Kiwis

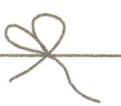

- Sprossen, Samen und Nüsse: Kresse, Leinsamen, Chia-Samen, Pistazien und Macadamianüsse
- Vollkornprodukte: bevorzugt Pseudogetreide und glutenfreie Getreide oder Dinkel und daraus etwa Vollkornbrot und Vollkornnudeln

Auch ballaststoffreiche Nahrungsergänzungsmittel können sehr gut die tägliche Ballaststoffzufuhr optimieren, darunter Kokosmehl, Baobab-Pulver, Flohsamenschalenpulver.

Sehr hilfreich sind zudem:

- ein Bad in Bittersalz (Magnesiumsulfat). Einfach ein paar Esslöffel Bittersalz in das Badewasser geben und 20 Minuten baden. Danach 15 Minuten hinlegen
- nicht zu enge Kleidung tragen
- viel Bewegung, um die Blutzirkulation aufrechtzuerhalten
- Beinmassagen
- eine lokale Behandlung mit Hamamelis-Salbe oder auch frisch gepresstem Zitronensaft

KOPFSCHMERZEN UND MIGRÄNE

»Mama, ist es normal, dass ich Blitze sehe, wenn ich Fernsehen gucke?«, rief ich meine Mutter besorgt an.

»Eigentlich nicht. Bist du übermüdet?«

»Nein. aber irgendwas ist gerade komisch.«

Ich hatte in meinem Leben noch nie Migräne und gehöre zu den Menschen, die nicht mal Kopfschmerztabletten im Haus haben. Doch in der Schwangerschaft sah dies anders aus und ich bekam meinen ersten Migräneanfall. Es passierte ganz unverhofft, während ich mich auf der Couch

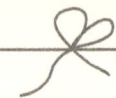

entspannte. Ein leichter Druckkopfschmerz im linken Teil der Stirn begleitete mich schon den ganzen Morgen und ich dachte, ich sollte mir besser etwas Ruhe gönnen. Schmerzmittel waren definitiv keine Option und so schlimm war es auch noch nicht.

Ich schaltete den Fernseher an und konnte plötzlich das Bild nicht mehr scharf sehen. Es war alles leicht verschwommen und helle Blitze schossen mir ins Blickfeld. War ich etwa so übermüdet, dass ich nicht mehr klar sehen konnte? Auch dabei hätte ich mir, ehrlich gesagt, noch wirklich nichts gedacht. Doch passenderweise rief mich zu dem Zeitpunkt die Programmleiterin des Verlages an, um mit mir den Abgabetermin meines Buches zu besprechen. Jeder, der mich kennt, weiß, wie schnell ich quatsche, doch in diesem Moment musste ich mich auf jedes einzelne Wort konzentrieren. Ich konnte kaum zusammenhängende Sätze bilden und ich bat sie, mich später melden zu dürfen. Ich hatte Sprachstörungen, ein eindeutiges Zeichen für einen Migräneanfall. Extrem beängstigend.

Auch wenn man beim Recherchieren im Internet eher liest, dass eine bestehende Migräne sich in der Schwangerschaft verbessern soll, können Kopfscherzen und Migräneattacken auftreten. Die Hauptursache hierfür liegt wohl in einer Muskelverspannung des Nackens oder einer Überanstrengung der Augen. Zusätzlich können natürlich auch die hormonellen Änderungen Verspannungen verursachen. Auch die Tatsache, dass man in der Schwangerschaft oft unter einer leichten, anhaltenden Sinusitis leidet, verstärkt das Risiko von Kopfschmerzen und Migräne.

Bei mir sind diese Anfälle nur zwei Mal aufgetreten. Beim zweiten Mal fuhr ich allerdings mit meinem Mann in die Notaufnahme. Denn wenn eine Frau länger anhaltende Kopfschmerzen hat, gerade wenn diese von Einschränkungen des Sichtfeldes, einer Überempfindlichkeit gegen Licht oder Schwellungen in Händen und Füßen begleitet werden, kann es sich auch um Symptome einer Schwangerschaftsvergiftung handeln, die häufig von Bluthochdruck (Hypertonie) begleitet wird. Und es war wichtig, dies medizinisch abklären zu lassen, damit das Baby keinen Schaden nimmt. Eine normale Migräne ist nicht schlimm und man kann sogar spezielle

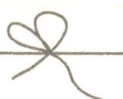

Schmerzmittel nehmen, die in der Schwangerschaft unbedenklich sein sollen. Ich habe darauf verzichtet und mir hat Folgendes geholfen:

- Immer viel trinken. Besonders raumtemperiertes Wasser und Kräutertees. Nicht zu den Mahlzeiten, sondern immer versetzt.
- Einen Spaziergang an der frischen Luft machen.
- Nicht zu viel auf den PC-Bildschirm oder das Handy starren und mal einen Tag Pause machen.
- Käse, Schokolade und Weizen stehen außerdem im Zusammenhang mit dem Auslösen von Kopfschmerzen. Hier sollte man einfach mal ausprobieren, ob ein Verzicht die Symptome lindert.

RESTLESS LEGS UND KRÄMPFE

Muskelkrämpfe gerade im Bereich der Unterschenkel können extrem schmerzhaft und unangenehm sein. Vor allem wenn sie gegen Abend oder nachts auftreten. In der Schwangerschaft treten sie häufiger auf und sind oft nervig. Hier liegt der Hauptgrund meist in einer Dehydrierung. Also mehr trinken und auch die Einnahme von Magnesium vor dem Schlafengehen hilft.

LINEA NIGRA

Das ist die dunkle Linie mitten auf dem Babybauch. Sie soll etwa um den dritten Schwangerschaftsmonat entstehen und zeigt sich durch eine blassbraune Linie vom Bauchnabel bis runter zum Schambereich. Ich machte mir das ganze zweite Trimester lang Sorgen, da bei mir diese Linie einfach nicht erscheinen wollte und in allen Büchern steht, dass sie ein Zeichen für eine gesunde Schwangerschaft ist. Erst im letzten Trimester und durch einen sonnigen Spanienurlaub konnte ich dann auch die Bestätigungslinie erkennen. Sie entsteht durch das Pigment Melanin, das der Körper in der Schwangerschaft an dieser Stelle verstärkt bildet und

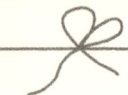

kann bei jedem unterschiedlich dunkel werden. Und keine Sorge, wenn sie später kommt, ist das kein Zeichen für einen schlechten Verlauf der Schwangerschaft. Im Normalfall klingt sie einige Wochen nach der Geburt wieder ab.

Shoppingliste für das zweite Trimester
- Kidneybohnen, Kichererbsen oder Linsen
- Tofu, Seitan oder andere eiweißhaltige vegane Fleischersatzprodukte
- Nüsse
- vegane Snacks für unterwegs
- Eine kleine Aufmerksamkeit, um sich beim Partner für die Hilfe zu bedanken. Oder um sich für die Launen, die noch kommen werden, zu entschuldigen …
- die ersten Umstandskleidungsstücke
- eine Creme, um die schmerzenden Füße nach einem langen Tag zu massieren
- Stillkissen

Was uns auch bewegt: Gesunde Gewichtszunahme in der Schwangerschaft

Die Gewichtszunahme wird sich in Grenzen halten, wenn wir eine ausgewogene pflanzenbasierte Ernährung verfolgen und auf lästige und ungesunde Kalorienfallen verzichten. Und keine Angst, man kann auch die Schwangerschaftsgelüste wunderbar durch vegane Alternativen abdecken.

Allerdings ist es wichtig, dass wir in der Schwangerschaft an Gewicht zulegen, damit unser Baby optimal versorgt wird und wir auch ein paar Reserven für die Geburt und Stillzeit aufbauen. Hier solltet ihr euch einmal vor Augen führen, wie sich eine Gewichtszunahme in der Schwangerschaft zusammensetzt. Esst ihr jetzt wirklich für Zwei? Nein. Ganz und gar nicht.

Erst ab der 12. Schwangerschaftswoche erhöht sich der Kalorienbedarf und unser Baby isst auch mit. Allerdings nur etwa 250–300 Kalorien am Tag. Dies ist gerade mal ein belegtes Brot und ein Glas Orangensaft. Also wirklich nicht sehr viel.

Viele meiner Bekannten und Freundinnen vertraten folgende Theorie: »In der Schwangerschaft kann ich mich nun endlich mal gehen lassen und alles essen, worauf ich Lust habe. Ich brauche keine Kalorien mehr zählen. Und zunehmen tue ich ja ohnehin. Ich bin ja schwanger.«

Wie äußerte sich diese Einstellung? Die Damen aßen wahllos Kekse, Pommes, Burger und Eiscreme und spät in der Nacht wurden Schokoladenberge verdrückt. Egal ob vegan oder nicht, das ist nicht gesund. Und sollte man nicht gerade dann, wenn man die Verantwortung für ein zweites Leben hat, so gesund wie möglich leben und essen?

Laut meiner Frauenärztin setzt sich eine durchschnittliche Gewichtszunahme von 15 bis 18 Kilo wie folgt zusammen:

- Fruchtwasser
- Gebärmutter
- Baby
- Blut
- Wassereinlagerungen
- Fettreserven

Mehr nicht. Das heißt, alles was darüber liegt ist schlicht Fett. Natürlich kann man mal den einen oder anderen Gelüsten nachgeben. Aber ich möchte definitiv versuchen, zuerst dafür zu sorgen, dass mein Baby alle Vitamine und Nährstoffe bekommt, die es braucht, mein Körper optimal versorgt ist, um die Schwangerschaft wegzustecken, und ich mich wohl fühle. Dann ist immer noch Platz für ein paar Kekse.

6. DAS DRITTE TRIMESTER – NESTBAUTRIEB, WASSEREINLAGERUNGEN UND WATSCHELGANG

»Guck mal, Schatz, findest du, der Bauch ist gesunken?«

Völlig verwirrt blickte mein Mann von seinem iPad hoch und schaute auf meine Babymurmel. »Wie meinst du das?«

»Na ja, hängt er tiefer als gestern und die Tage davor?«, erklärte ich.

»Nein.«

»Wie nein?«

»Ja, nein. Tut er nicht.«

»Ja, aber schau doch mal. Gestern war der Abstand von der Hüfte bis zum vordersten Punkt des Bauches noch ungefähr auf der Höhe meines Hohlkreuzes.«

»Schatz, wovon redest du bitte?«

»Ach Mensch«, erklärte ich frustriert. »Sie muss jetzt irgendwann tiefer ins Becken rutschen, damit die Geburt losgehen kann.«

»Ja, da hast du bestimmt recht. Lange kann das ja so nicht mehr gehen«, antwortete mein Mann.

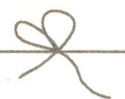

»Wie meinst du das denn jetzt?«, hakte ich nach, plötzlich kampfbereit statt hilfesuchend.

»Na ja, der Bauch wächst ja bald ins Unermessliche.«

»Ah ja, das kannst du sehen. Aber ob er rutscht siehst du nicht?«

»Nein, sehen kann ich das auch nicht unbedingt, aber ich sehe, dass du deinen Mantel nicht mehr zubekommst«, lachte er mich an.

»Nicht witzig«, schmollte ich.

WAS PASSIERT IM LETZTEN TEIL DER SCHWANGERSCHAFT?

Das dritte und letzte Trimester umfasst die 28. Woche bis zur Geburt bzw. bis zur 42. Woche. Hier dreht sich alles um die Geburtsvorbereitung und den Nestbautrieb. Der Bauch wird nun richtig sichtbar und groß genug, um die Schwangere träge, müde und unbeweglich zu machen. Zudem ändern sich mal wieder die Hormone und Stimmungsschwankungen sind unvermeidlich. Je näher die Geburt rückt, desto mehr ist man auf Hilfe und Unterstützung angewiesen und desto mehr Gedanken und Gefühle schwirren einem im Kopf herum.

Sodbrennen gehört nun zum Alltag und die Wassereinlagerungen werden stärker. Müdigkeit und Erschöpfung nehmen ebenso zu und eine Schwangere sollte sie akzeptieren und jede Chance der Erholung nutzen, um Kraft für die Geburt und die Zeit danach zu sammeln.

WAS MACHT DAS BABY?

Im dritten Trimester wird das Baby immer stärker und wächst immens. Pro Woche circa 250 Gramm. Die wichtigste Entwicklung in dieser Zeit machen die Lungen. Sie entwickeln sich und üben erste Atembewegun-

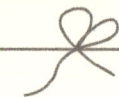
gen, um nach der Geburt eigenständig atmen zu können. Die Augen beginnen sich zu öffnen und zu schließen und das Baby kann nun zwischen Helligkeit und Dunkelheit unterscheiden. Die Haare wachsen weiter, die Fingernägel entwickeln sich und die Zähne unter dem Zahnfleisch entstehen.

In der 29. Woche wiegt das Baby erst ungefähr ein Drittel seines späteren Geburtsgewichts. Die Fettzellen beginnen sich zu bilden und jede Woche wächst es circa einen Zentimeter. Bei manchen Babys kann auch bereits ein erster Schlaf- und Wachrhythmus zu erkennen sein und die Kindsbewegungen werden immer stärker – wenn sie auch gegen Ende des Trimesters aufgrund des Platzmangels wieder weniger werden.

Ende der 36. Woche ist es vollbracht und die Lungen sind vollständig entwickelt, sodass das Baby auf die Welt kommen könnte und ohne fremde Hilfe leben würde. Eine extrem erleichternde Erfahrung. Zudem liegen die meisten Babys in dieser Zeit schon mit dem Kopf im Beckenboden und bereiten sich auf die Geburtsposition vor. Der überwiegende Anteil wird in der 40. Woche geboren, allerdings nur 5 Prozent kommen zu ihrem errechneten Geburtstermin, und wenn es die erste Schwangerschaft ist, kommen die meisten Babys tendenziell später.

MEINE ERFAHRUNGEN UND TYPISCHE SYMPTOME IM DRITTEN TRIMESTER

SCHWANGERSCHAFTSSTREIFEN

Schwangerschaftsstreifen sind kleine Risse in der mittleren Hautschicht, die sich meist rötlich, später weiß zeigen. Sie treten auf, wenn die Haut sich überdehnt und das Bindegewebe dadurch reißt.

Das Erste, was ich nach meinem positiven Schwangerschaftstest gemacht habe, war, mir den Bauch mit Öl einzuschmieren, und seitdem

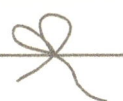

habe ich auch nicht mehr damit aufgehört. Über die gesamte Schwangerschaft hinweg habe ich mindestens einmal, eher zweimal am Tag eine dicke Ölschicht auf meinem Bauch, meinen Brüsten und teilweise auch auf Po und Oberschenkeln verschmiert in der Hoffnung, auf diese Weise keine Schwangerschaftsstreifen zu bekommen.

Es gibt allerdings keine Belege dafür, dass das wirklich einen Unterschied macht. Auch Frauen, die nie geschmiert haben, können von Streifen verschont bleiben. Andere kaufen die teuersten Produkte und ihre Haut reißt trotzdem. Bisher habe ich keine Schwangerschaftsstreifen bekommen, allerdings kann dies auch noch nach der Geburt und beim Stillen passieren, daher sollte man auch zu dieser Zeit noch auf die Hautpflege achten.

Mein Lieblingsöl ist Kokosnussöl oder -butter. Es ist günstig und sogar nach der Schwangerschaft anwendbar, da es nicht schädlich für das Baby ist. Es wird sogar für die Brustwarzen empfohlen. Zusätzlich empfehle ich, Aloe vera-Gel, als Grundierung gewissermaßen, zu benutzen und darüber erst das Öl zu verteilen. Dadurch bekommt die Haut einen extra Feuchtigkeitsschub.

Eine weitere gute vorbeugende Maßnahme ist, die Haut auch von innen immer mit genug Flüssigkeit zu versorgen und viel zu trinken. Zudem sollte man auf die Gewichtszunahme achten, um die Haut nicht zusätzlich zu überdehnen.

JUCKENDE HAUT

Sie tritt vor allem in der Bauchregion auf, meistens beginnend im letzten Trimester. Dagegen hilft es wirklich, die Haut gut mit Feuchtigkeit zu versorgen und auf keinen Fall zu kratzen. Das Kratzen kann zu zusätzlichen Schwangerschaftsstreifen führen.

Wichtig: Wenn nicht nur der Bauch, sondern der ganze Körper verstärkt zu jucken beginnt, kann dies auch andere Ursachen haben und sollte unbedingt abgeklärt werden.

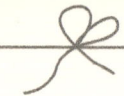
HUSTEN UND ERKÄLTUNG

In der Schwangerschaft neigt man eher dazu, sich zu erkälten und anzustecken, da das Immunsystem etwas geschwächt ist. Hier kann man eigentlich nur vorbeugen und das Immunsystem schützen, indem man auf eine gesunde und vitaminreiche Ernährung setzt. Ich habe extra darauf geachtet, morgens mit viel frischem Obst in den Tag zu starten. Im letzten Trimester, was bei mir in den Herbst fiel, gab es jeden Morgen eine frisch ausgepresste heiße Zitrone mit frischem Ingwer.

Zudem glaube ich, dass mein tägliches morgendliches Ölziehen ebenfalls Keime vertrieben hat, sodass ich zwar oft ein wenig verschleimter war als sonst – aber mir keine Erkältung zugezogen habe. Da in der Schwangerschaft aber generell die Schleimhäute anschwellen, kann das auch andere Ursachen haben.

Öl ziehen

Das Ölziehen ist eine Methode, die aus der Alternativmedizin bekannt ist. Man geht davon aus, dass sie zu den Heilmethoden des Ayurveda gehört, der indischen Lehre vom gesunden Leben. In dieser Heilkunde wird das Ölziehen bereits seit Tausenden von Jahren bei verschiedenen Krankheiten und Anzeichen angewendet. Es soll etwa bei Rheuma, Migräne und Asthma positiv wirken, ebenso bei Diabetes, Psoriasis und Migräne sowie bei Mundgeruch, Parodontose, Zahnfleischentzündungen und Karies. Es hat entgiftende Wirkung, vermindert die Übersäuerung des Körpers und stärkt das Immunsystem.

Ich empfehle zum Ölziehen Olivenöl, Sesamöl oder Kokosöl, ganz nach Geschmack. Am besten macht man das Ölziehen gleich frühmorgens nach dem Aufstehen, da der Organismus versucht, sich

über Nacht von den Toxinen und Ablagerungen zu befreien. Gerade im Mundbereich tummeln sich dann vermehrt unerwünschte Mikroorganismen, die man auch am Zungenbelag erkennen kann. Das Öl einfach so lange wie möglich, mindestens fünf Minuten, im Mund hin- und herbewegen und durch die Zähne ziehen. Dann ausspucken, die Zunge zusätzlich mit einem Zungenreiniger reinigen und das restliche Öl mit Wasser ausspülen. Bitte nicht runterschlucken – es schmeckt widerlich.

WASSEREINLAGERUNGEN

»Oh Mann, ich will den aber nicht ablegen. Er bedeutet mir alles.«

»Doch, Liebes, mach das lieber, sonst geht der irgendwann nicht mehr ab und du musst ihn dir runterschneiden lassen. Glaub mir, das willst du nicht.«

Traurig blickte ich auf meine geschwollenen Finger.

»Trag ihn doch so lange um den Hals.«

Ich weiß noch genau, wie es war, als ich morgens meinen Ehering kaum noch vom Finger bekam und ihn von da an an einer Kette um den Hals tragen musste. Wassereinlagerungen sind unglaublich nervig und sorgen dafür, dass der ganze Körper wirklich belastet aussieht. Allerdings ist dies gerade am Ende der Schwangerschaft ganz normal und über 80 Prozent der Frauen leiden darunter.

Ödeme sind starke Wassereinlagerungen – sie treten meist an den Beinen auf und sorgen für geschwollene Knöchel. Am meisten macht sich das Problem am Ende des Tages bemerkbar, nach langem ausgedehntem Stehen oder Sitzen, speziell an warmen Tagen. Auch im Gesicht und an den Händen lagert sich in der Schwangerschaft oft mehr Wasser ein.

Wichtig ist abzuklären, ob man zu hohen Blutdruck hat oder vermehrt Eiweiß im Urin. Dies kann eines der Zeichen für eine Schwangerschaftsvergiftung sein. Gerade wenn die Schwellungen sehr schnell entstehen.

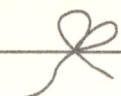

Warum der Körper gerade während der Schwangerschaft verstärkt Wasser einlagert, ist wissenschaftlich nicht restlos geklärt, dürfte aber mit Progesteron zu tun haben. Dieses vom Körper während der Schwangerschaft in großen Mengen produzierte Hormon lockert das Gewebe auf. In der Folge tritt Wasser aus dem Blutkreislauf in umliegendes Gewebe ein. Hinzu kommt ein Mangel an Salz und Eiweiß im Körper – beides bindet Wasser.

Was mir neben meiner gesunden Ernährung am besten geholfen hat: viel trinken! Auch wenn es sich nicht logisch anhört, je mehr Wasser man dem Körper zuführt, desto mehr schwemmt er auch wieder aus.

Des Weiteren sollte man versuchen, aktiv zu bleiben. Ich habe nicht nur dreimal die Woche versucht, mein Dehnungs- und Sportprogramm durchzuhalten, sondern bin auch oft spazieren gegangen. Schwimmen soll ebenfalls helfen.

Auf Salz sollte man nicht verzichten und gerade als Veganerin muss eine Schwangere darauf achten, mehr Eiweiß zu essen. Ergänze deinen Speiseplan also durch Tofu, Erbsen oder Nüsse.

Weitere wichtige Tipps:

- Die Beine hochlegen. Indem man der Schwerkraft entgegenwirkt, verhindert man, dass sich Wasser in den Beinen ansammelt.
- Verzichte auf ausschwemmende Nahrungsmittel wie Brennnesseltee. Diese entziehen Wasser nicht dem Gewebe, sondern dem Kreislauf.
- Weite Kleidung und bequeme Schuhe tragen.
- Fußbäder mit heißem Salzwasser lindern Beschwerden bei Ödemen in den Füßen und den Knöcheln.
- Wechselduschen oder Wechselbäder, verbunden mit einer anschließenden Bürstenmassage, regen die Durchblutung und damit den Flüssigkeitstransport im Körper an.
- Auch Schüßler-Salze werden von Hebammen empfohlen: Sie können den Stoffwechsel anregen und die Ausscheidung von

Wasser im Gewebe voranbringen. Gute Erfahrungen gibt es zum Beispiel mit den Salzen 5, 8, 10 und 11; jeweils zweimal fünf Tabletten einnehmen. Dies habe ich allerdings nie selbst probiert.

- Akupunktur kann auch helfen, Wassereinlagerungen zu lindern. Da sie bei mir aber nie so schlimm waren, habe ich auch mit dieser Anwendung keine Erfahrung.

SINUSITIS/NASENNEBENHÖHLENENTZÜNDUNG

Sie kommt durch die geschwollenen Schleimhäute ebenfalls öfter in der Schwangerschaft vor und kann sehr schmerzhaft werden, gerade wenn man sie nicht medikamentös behandeln kann. Vorbeugend und bei einer leichten Sinusitis hilft eine Nasendusche.

Aloe vera innerlich angewendet

Aloe vera ist nicht nur für die Haut wunderbar, sondern auch innerlich für den Körper ein großartiges Heilmittel. Es soll das gesamte Immunsystem stärken, entzündungshemmend, antibakteriell und antiviral wirken. Gerade wenn man in der Schwangerschaft leichter für Erkältungen und Infekte anfällig ist, kann Aloe vera ein großartiges Hilfsmittel auf natürlicher Basis sein.

Zudem soll es Verdauungsprobleme, Dickdarmentzündungen, Geschwüre und Reizdarmproblematiken lindern. Es enthält Proteine, Magnesium, Zink, Vitamin A (daher nicht übermäßig verzehren), Vitamin B12, Vitamin E und C, Kalzium und essentielle Fettsäuren. In fast jedem Bioladen kann man trinkbaren Aloe vera-Saft kaufen und in Saft oder Smoothie eingerührt schmeckt er am besten.

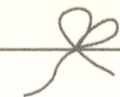
MILCHPRODUKTION UND KOLOSTRUM

Anzeichen für die beginnende Milchproduktion zeigen die Brüste etwa ab der 20. Schwangerschaftswoche. Ihr merkt, dass alles etwas größer und üppiger wird. Ab dem dritten Trimester kann es jedoch auch sein, dass wirklich die erste Milch aus den Brüsten austritt. Der Körper bereitet sich darauf vor, dass bald ein Baby gefüttert werden muss und übt schon einmal. Doch das, was da rauskommt, hat mir im ersten Moment die Sprache verschlagen. Es handelt sich nicht etwa um eine weißliche Flüssigkeit, sondern um eine dickflüssige gelb-orange Schmiere. Das ist das Kolostrum oder die Vormilch. Keine Sorge, die muss so aussehen. Sie enthält besonders viele Nährstoffe für das Baby und reicht die ersten Tage aus, um es mit allen zu versorgen, bis nach circa drei Tagen der Milcheinschuss stattfindet und die richtige Milch produziert wird.

Der Still-BH

Durch das starke Brustwachstum schon in der Schwangerschaft musste ich relativ schnell zu bequemen Sport-BHs wechseln, die ich auch nachts trug, um die Brüste irgendwie in den Griff zu bekommen. Dann kam mir der Gedanke, mir doch gleich Still-BHs anzuschaffen, die ich auch nach der Geburt nutzen kann. Allerdings gibt es hier größentechnisch einiges zu beachten. Die Brust vergrößert sich in der Schwangerschaft um ein bis zwei Größen. Nach der Geburt und mit dem Milcheinschuss kann sie noch mal um ein bis zwei Größen zulegen, und nach den ersten Monaten Stillen schrumpft sie langsam wieder. Daher benötigt man eigentlich einen Still-BH in drei unterschiedlichen Größen. Meine Varianten waren softe Still-Sport-BHs, die nicht die exakten Größen hatten, sondern nur in S oder M zu finden waren.

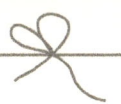

SODBRENNEN

Sodbrennen ist das Aufsteigen (aus verschiedenen Gründen) von salz-säurehaltigem Magensaft in die Speiseröhre. Die Schleimhaut der Speiseröhre ist jedoch im Gegensatz zur Magenschleimhaut gegen die aggressive Magensäure nicht resistent. Sie wird gereizt und das macht sich durch ein unangenehmes, teilweise heftiges Brennen hinter dem Brustbein bemerkbar.

Dieses Gefühl wünsche ich wirklich keinem. Ursache ist das wachsende Baby, das immer mehr Platz beansprucht. Es wird schlicht und einfach eng für den Magen. Er wird nach oben geschoben und etwas Magensäure wird in die Speiseröhre gedrückt. Beteiligt ist auch bei diesem Vorgang wieder unser Lieblingshormon Progesteron. Das dafür sorgt, dass die Uterusmuskulatur sich entspannt. Das hat der weibliche Organismus so eingerichtet, um frühzeitigen Wehen vorzubeugen. Es bewirkt allerdings auch, dass sich der Schließmuskel zwischen Speiseröhre und Magen entspannt, sodass im Zuge der wellenförmigen Kontraktionen des Magens beim Verdauungsvorgang schnell mal ein wenig Magensäure in die Speiseröhre gelangen kann. Das ist unangenehm, raubt einem den Schlaf und verleidet den Spaß am Essen, aber zum Glück ist Sodbrennen weder für die werdende Mutter noch für das Baby eine Gefahr.

Ich habe gerade in den letzten Wochen der Schwangerschaft darauf geachtet, keine zu großen Portionen mehr zu essen. Das geht relativ leicht, da der Magen ohnehin nicht mehr so viel Platz für sich beanspruchen kann. Zudem hilft es, auf stark gewürztes Essen, Kaffee, Schokolade und Zitrusfrüchte zu verzichten, denn diese Lebensmittel kurbeln die Magensäureproduktion besonders stark an. Das Gleiche gilt für Süßigkeiten und Weißmehl.

Auf stark fettige Lebensmittel habe ich ebenfalls verzichtet und nicht mehr zu spät zu Abend gegessen. Außerdem sollte man sich nach dem Essen nicht direkt hinlegen, sondern noch eine Zeit lang sitzen bleiben. Nachts musste ich oft mit erhobenem Oberkörper fast im Sitzen schlafen.

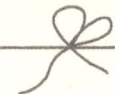

Schaut euch zu diesem Thema auch noch mal meine Liste und meine Empfehlungen zum pH-Wert von Lebensmitteln an (siehe S. 39). Gerade die basischen Lebensmittel helfen bei Sodbrennen.

Weitere Maßnahmen, die zum Teil bei akutem Sodbrennen geholfen haben:

- Eine Mischung aus halb Zitronensaft, halb Wasser trinken.
- Drei bis vier Haselnüsse oder Mandeln, zu einem feinen Brei zerkaut und dann geschluckt, dämpfen das Brennen.
- Vor dem Essen ein bis zwei Schlucke warmes Wasser trinken, das hilft dem Magen bei der Verdauungsarbeit.
- Trockene Haferflocken kauen.
- Heilerde-Kapseln oder Heilerde-Pulver aus dem Reformhaus.
- Pfefferminzkaugummi kauen.
- Kaiser Natron Tabletten (Drogerie) in Wasser auflösen und trinken.
- Akupressur. Der für den Magen zuständige Akupressurpunkt befindet sich genau in der Mitte des Daumenballens. Einfach 30 Sekunden je Hand, nacheinander kräftig drücken.

Verdauungsenzyme

Gerade im dritten Trimester, in dem Probleme mit der Verdauung auftreten können, schlage ich vor, ein Verdauungsenzym zu nehmen. Diese Enzyme sorgen dafür, dass man die Nahrung vernünftig aufspalten kann, die Nährstoffe aufnimmt und alles gründlich verdaut und ausscheidet. So kannst du sichergehen, dass du und dein Baby auch alles bekommt, was ihr braucht und du nicht unnötigerweise von Verdauungsproblemen geplagt wirst.

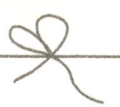

Bevor du dich für ein Verdauungsenzym entscheidest, solltest du darauf achten, dass es mindestens drei Arten von Enzymen enthält.

- Proteasen (Peptidasen) zur Verdauung von Proteinen
- Amylasen zur Verdauung von Kohlenhydraten
- Lipasen zu Verdauung von Fett.

Manche empfehlen zudem Cellulase, das Enzym, das dabei hilft, die unlöslichen Fasern aus Zellulose, dem Hauptbestandteil der Pflanzenzellwände, aufzuspalten.
Wichtig: Achte darauf, dass du ein Verdauungsenzym wählst, das vegan und somit pflanzlichen Ursprungs ist. Ob du die Verdauungsenzyme als Kautabletten oder Kapseln wählst, ist dir überlassen. Eingenommen werden sie jeweils zu den Mahlzeiten.

NESTBAUTRIEB

Ja, man kann bis zum Wochenende warten, und ja, ich muss nicht alleine damit anfangen, den schweren Fernseher aus dem Schlafzimmer durch die Wohnung zu hieven. Aber wenn der Nestbautrieb einmal einsetzt, kann sich keine Bald-Mami mehr dagegen wehren.

Ich dachte, bei mir hätte er bereits eingesetzt, als ich die ersten Möbel für das Kinderzimmer bestellt habe, aber nein. Das ist noch gar nichts. Ich konnte keine Minute mehr ruhig sitzen bleiben, ohne mich um unsere Wohnung zu sorgen: Es fehlt die Gemütlichkeit, wir haben nicht genug Kerzen, die Deko auf der Terrasse passt nicht zur Deko des Badezimmers und unser Schlafzimmer geht sowieso gar nicht. Wie soll denn ein Baby hier schlafen, wenn ein Fernseher rumsteht, auf den mein Mann nicht verzichten möchte?

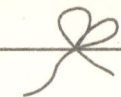

»Schatz, schön dass du heute früher da bist. Wir fahren zu Ikea.«

Meinem Mann fiel fast die Kinnlade runter, da er es sich eigentlich gerade auf der Couch gemütlich machen wollte.

Ich mag Ikea zwar, aber normalerweise reicht es mir, die Halle von der Autobahn aus zu sehen. Denn es ist immer voll, man muss ewig an der Kasse stehen, kauft jedes Mal Dinge, die man nicht braucht, und für die wichtigen Sachen kann man sich eh nicht entscheiden. Doch diesmal war es anders. In einem Eiltempo sammelte ich Kerzen, Vasen, Untersetzer, Blumen und sonstige Dekoartikel zusammen. Alles farblich abgestimmt und in meinem Kopf bereits in unserer Wohnung verplant.

»Wow, Schatz, so schnell sind wir hier noch nie durchgekommen«, bemerkte mein Mann fröhlich, als wir an der Kasse landeten. Und er hatte recht. Der Trick: Ich hatte einfach wirklich alles eingepackt, was mir auch nur ansatzweise gefallen hatte. Dass ich unser Auto am Ende nicht mehr finden konnte, schiebe ich auf die durch die Schwangerschaft ausgelöste Orientierungslosigkeit.

Die Nestbautrieb-Phase ist wohlgemerkt auch eine schöne Phase. Man fängt plötzlich an, alles heimisch zu sehen. Ich möchte ein Zuhause schaffen. Einen familienfreundlichen Alltag. Die Zeiten, in denen ich mir morgens nur schnell einen Kaffee machte und diesen am Schreibtisch trank, sind vorbei. Jetzt wird gemeinsam am Tisch gefrühstückt. Ich bekomme gesundes Obst, mein Mann entscheidet sich für Müsli. Wir zünden Kerzen an und sprechen über die Veränderungen, die auf uns zukommen werden.

Am Wochenende gehen wir nun jeden Sonntag spazieren. Vorbei sind die Gammeltage auf der Couch, die letzten Wochen werden sinnvoll genutzt und die letzten gemeinsamen Minuten als kinderloses Ehepaar genossen. Beim Spaziergang reden wir über unsere Zukunft. In Gedanken sammele ich bereits schöne Herbstblätter und Kastanien, um daraus Männchen zu machen. Uns fällt wieder ein, dass wir als Kinder mit Salzteig Figuren gemacht haben und wir überlegen, ab wann unsere Tochter wohl anfängt, mit Knete zu spielen.

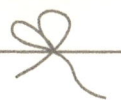

Es wird Weihnachten in meinem Kopf. Obwohl es erst Mitte Oktober ist. Obwohl ich nie Weihnachtsdeko gehabt habe, bis auf ein paar Kerzen und vielleicht eine Lichterkette, möchte ich nun einen Weihnachtsbaum für mein kleines Mädchen haben.

Doch was braucht man in all diesem Anschaffungs-Wahnsinn wirklich? In jedem Magazin und jeder Werbung sieht man neue Dinge, die ein Baby angeblich braucht, um glücklich zu sein. Doch die Kleinen wachsen doch eh aus allem in Windeseile raus und in wie viele Wiegen und Bouncer kann man ein Baby am Tag überhaupt legen?

Die Baby-Erstausstattung
Meiner Erfahrung nach solltet ihr euch bloß nicht verrückt machen lassen und die Erstausstattung mit eurem gesunden Menschenverstand zusammenstellen. Zudem kann man, auch wenn das Baby bereits auf der Welt ist, noch problemlos den einen oder anderen Wickelbody kaufen. Ich gebe aber zu, dass ich nächtelang verschiedene Erstausstattungslisten durchgesehen habe und pausenlos recherchiert habe. Daher hier meine Tipps für die schon eher umfassende Erstausstattung.

- Ein Babybett: Viele empfehlen ein Beistellbett, welches man mit dem elterlichen Bett verbinden kann. Mir war das nicht ganz geheuer, daher habe ich mich für ein separates kleines Babybett mit Wiegefunktion entschieden.
- Einen Wickeltisch mit Wickelunterlage: Hier gibt es super Angebote. Mir war eine einfache Kommode mit Wickelaufsatz am liebsten. Diese kann ich später weiterverwenden.
- Einen Autositz: Braucht man, sobald man das Baby aus dem Krankenhaus mit nach Hause nimmt.
- Einen Kinderwagen: Bei der Anschaffung habe ich darauf geachtet, dass ich für kurze Strecken auch den Autositz auf das Gestell stecken kann und die Liegefläche in der Babyschale hochstellbar ist, damit die Kleinen später auch etwas sehen können.

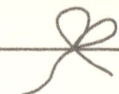

Babyzimmer Basics:
- Babybett oder Beistellbett
- passende Matratze
- 2 Matratzenauflagen wasserfest
- 2 passende Spannbettlaken
- Nestchen
- Windeleimer oder verschließbarer Mülleimer
- Babyphone
- Spieluhr
- Nachtlicht
- Mobile
- 1 Babyschlaf- oder Pucksack (Größe 50 oder 56)

Zum Wickeln:
- Wegwerfwindeln (Größe 1) oder Stoffwindeln
- Wundschutzcreme
- Pflegetücher/Feuchttücher
- Wasserschüssel
- milder Reinigungszusatz oder Babyöl
- Einmalwaschlappen
- Wickelunterlagen (auch für unterwegs)

Weitere Basics:
- Baby-Hochstuhl mit Neugeborenenaufsatz
- Babywiege
- Wickeltasche
- 1–2 Babydecken
- 5 Moltontücher
- 6–8 Spucktücher
- 2–3 Schnuller
- Schnullerkette
- Kau-/Greifspielzeug

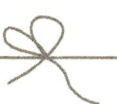

- Kuscheltier
- Schmusetuch
- Krabbeldecke

Für das Baby:
- 5–7 Wickelbodys (Größe 56)
- 5–7 Strampler (Größe 56)
- 3–4 Babyhosen oder Strumpfhosen
- 2–3 Schlafanzüge
- 2–6 Erstlingssocken
- 1–2 Baumwollmützen
- 1 Paar Antikratz-Handschuhe

Zur Pflege:
- 1–2 Frottee-Badetücher
- 1–2 weiche Waschlappen
- Baby-Badewanne oder Badeeimer
- Badethermometer
- Baby-Badezusatz
- Babycreme oder -lotion
- Baby-Fieberthermometer
- Baby-Haarbürste
- Baby-Nagelschere
- Baby-Nasensauger

Zum Stillen:
- 3 Still-BHs
- 2 Packungen Stilleinlagen
- Brustwarzensalbe
- Milchpumpe
- 3 Fläschchen mit Milchsaugern
- Aufbewahrungssäckchen

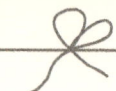
- Flaschenbürste

Im Winter:
- 4–5 Pullis oder Jäckchen
- 1 warme Mütze
- 1 warme Kapuzenjacke

Zum Fläschchen geben:
- 3 weitere Milchfläschchen mit Saugern
- 2 Pakete Säuglingsnahrung

Was uns auch bewegt: Die richtige Kombination von Nahrungsmitteln

Dieses Konzept ist vor einigen Jahren als Trennkost berühmt geworden und wurde mittlerweile wieder vernachlässigt. Allerdings kann die richtige Kombination von Nahrungsmitteln die Verdauung erleichtern und Problemen wie Sodbrennen vorbeugen. Unser großartiges Verdauungssystem schüttet nämlich andere Enzyme bei der Verdauung von Kohlenhydraten aus als bei der Verdauung von Proteinen. Zudem heben sich diese beiden Enzymgruppen in ihrer Wirkung gegenseitig auf. Und Nahrungsmittel haben unterschiedliche Verdauungszeiten. Daher sollte man schnellverdauliche Lebensmittel zuerst essen, damit sie nicht im Darm mit langsam verdaulichen kollidieren und zu Verdauungsproblemen führen (mehr dazu in meinem Buch »Gesünder, Fitter, Roh!«). Daher hier meine einfachen Empfehlungen zur richtigen Kombination:

- Früchte sollten separat gegessen werden (1–2 Stunden Verdauungszeit).
- Melonen auf nüchternen Magen (15–30 Minuten Verdauungszeit) essen.
- Kohlenhydrate lassen sich super mit Gemüse kombinieren (3 Stunden).

- Kohlenhydrate sollten nicht mit Proteinen kombiniert werden.
- Proteine sind ebenfalls problemlos mit nicht stärkehaltigem Gemüse kombinierbar (4 Stunden).
- Proteine und Obst sollte man nicht kombinieren (Trockenfrüchte und Nüsse).
- Avocado sind eine Ausnahme. Sie zählen zwar zum Obst, lassen sich aber mit allem kombinieren.
- Gemüse ist ebenfalls mit allem kombinierbar.
- Früchte lassen sich mit Gemüse kombinieren, wenn man daraus ein Smoothie macht, da hier schon wichtige Vorarbeit für die Verdauung getan wurde.

7. ES GEHT LOS? ODER DOCH NICHT? DIE GEBURT

»Ach, Schatz, ich möchte, dass es nun endlich losgeht«, jaulte ich meinen Mann eines Abends an.

»Warum? Geht es dir nicht gut?«

»Doch, doch. Aber ich möchte mal wieder normal laufen können, meinen alten Körper zurück, ohne Schmerzen aus dem Bett aufstehen, meine Füße wieder sehen können und nicht immer getreten werden.«

Liebevoll legte mein Mann sich meine geschwollenen Füße auf die Beine und fing an, sie zu massieren.

»Es ist doch nicht mehr lange.«

Ja, das wusste ich. Und ich war auch wirklich eine sehr glückliche Schwangere, aber auch die glücklichste Schwangere kommt einfach an den Punkt, an dem sie keine Lust mehr hat. Bei mir setzte dieses Gefühl etwa ab der 35. Schwangerschaftswoche ein. Ich hatte immer noch ein bisschen Energie, machte noch dreimal die Woche mein Sportprogramm und war auch sonst ganz fit, aber dennoch wurde einfach alles beschwerlich. Einfach mal so die Treppen hoch- und runterlaufen, um etwas zu holen, ging nicht mehr ohne zu hyperventilieren. Die Tage zogen sich in die Länge, da ich hauptsächlich zu Hause blieb und mich schonen musste.

Und nicht mal das Liegen ist wirklich bequem, da die kleine Maus einfach immer irgendwo draufdrückt.

Doch was kommt jetzt eigentlich?

»Hast du Angst vor der Geburt?«, fragte mich meine Mutter am nächsten Tag, als ich sie anrief, um auch ihr von meinem Leid zu berichten.

»Nein, eigentlich nicht. Ich freue mich sogar richtig darauf.« Und das stimmte tatsächlich.

Eine Geburt ist ein wahnsinnig individuelles und persönliches Erlebnis, und ich kann nur jeder Frau empfehlen, sich damit rechtzeitig zu beschäftigen. Es gibt nicht nur unterschiedliche Orte, an denen man gebären kann, sondern auch enorm viele Hilfsmittel, Schmerzlinderungsmethoden und Möglichkeiten, sich in den Wochen und Monaten davor gut darauf vorzubereiten.

Ich habe mich ganz klassisch für eine Geburt in der Klinik mit einer PDA entschieden. Doch das muss jede Frau für sich entscheiden. Zudem empfehle ich jeder Frau, sich das Krankenhaus, in dem sie entbinden möchte, vorher anzusehen. Ich hatte das zunächst gar nicht unbedingt als besonders wichtig empfunden, aber da ich mich beim Besichtigungstermin des Krankenhauses meiner ersten Wahl wahnsinnig unwohl gefühlt habe, war ich im Nachhinein sehr froh, noch Zeit gehabt zu haben, um ein anderes Krankenhaus zu finden.

DIE WICHTIGSTEN FRAGEN VOR DER GEBURT

»War das jetzt eine Wehe? Oder habe ich Blähungen?«

Je gründlicher sich eine Schwangere darüber informiert, was mit ihrem Körper in dieser Zeit passiert, desto weniger Angst hat sie. Es ist ein ganz natürliches Ereignis, was schon unendlich viele Frauen vor uns geschafft haben. Ein paar wichtige Fragen hatte ich allerdings und die teile ich hier mit euch:

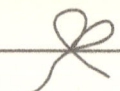
- Woher weiß ich, ob ich Wehen habe?
- Platzt meine Fruchtblase in jedem Fall vorher?
- Wann muss ich ins Krankenhaus?
- Kann man einem Dammriss vorbeugen?
- Wann wird ein Kaiserschnitt gemacht?

WEHEN

Physiologisch ist die Gebärmutter ein großer Muskel, dessen Tätigkeit ihr – anders als bei anderen Muskeln – jedoch nicht kontrollieren könnt. Während einer Wehe kontrahiert dieser Muskel unwillkürlich. Welcher Mechanismus der Auslösung von Wehen zugrunde liegt, ist nicht endgültig erforscht. Jede Wehenart hat allerdings spezifische Funktionen und macht sich durch unterschiedliche Empfindungen bemerkbar.

Die ersten Wehen, die wir während der Schwangerschaft erleben, sind die Braxton-Hicks-Kontraktionen oder Übungswehen. Im Volksmund heißen sie auch »wilde Wehen«. Die meisten Frauen spüren die Braxton-Hicks-Kontraktionen zum ersten Mal in der Mitte ihrer Schwangerschaft zwischen der 20. und 25. Schwangerschaftswoche. In dem Zeitraum fingen sie auch bei mir an. Dabei zieht sich die Muskulatur der Gebärmutter für eine halbe bis eine Minute zusammen. Während dieser Zeit wird der Bauch ganz hart und fühlte sich bei mir wie ein Basketball an, allerdings sind diese Wehen nicht schmerzhaft. Sie haben keinen Einfluss auf den Muttermund, der von echten Geburtswehen geweitet würde. Als Faustregel kann gelten, dass sich Übungswehen nicht mehr als drei Mal in der Stunde zeigen und sich vor allem nicht verstärken sollten.

Ab der 35. Schwangerschaftswoche spürte ich ab und zu ein heftiges Ziehen im Unterleib, das außerdem von Schmerzen im Rücken und in der Leiste verbunden war. Ein bisschen wie Periodenschmerzen, gemischt mit leichter Übelkeit. Der Bauch wird dabei ebenfalls sehr hart, Uterus und Baby drücken heftig auf die Blase. Durch diese Körperempfindungen machen sich die Vorwehen bemerkbar. Sie fangen bei den meisten

Frauen eigentlich erst ab der 36. Woche an und sind letzte Vorbereitungen für die bevorstehende Geburt. Aber keine Angst, bis zum Beginn des eigentlichen Geburtsprozesses kann es trotzdem noch einige Tage oder sogar Wochen dauern.

Typische Vorwehen sind ebenso wie die Übungswehen nicht besonders schmerzhaft, kommen in unregelmäßigen Intervallen, werden allmählich schwächer und hören wieder auf.

Oft gehen die Vorwehen direkt in die schmerzhafteren Senkwehen über. Bei Erstgebärenden stellen sie sich ebenfalls meist nicht vor der 36. Woche ein. Diese Wehen drücken den Kopf des Kindes weiter nach unten in euer Becken. Das Baby bringt sich jetzt in die endgültige Position für die Geburt. Ich habe sie eher als stechendes Gefühl wahrgenommen und sie wurden von einem starken Druck auf die Blase begleitet.

Die Senkwehen in der letzten Schwangerschaftsphase haben mir eine große Erleichterung gebracht, denn sobald der Kopf des Babys im kleinen Becken liegt, fällt das Atmen sowie das Essen wieder leichter als zuvor. Allerdings spürt man beim Sitzen den Druck des Babykopfes auf den Beckenboden nun recht intensiv.

Wenn diese Senkwehen zu stark sind, bringt oft ein warmes Bad Erleichterung. Sollten die Senkwehen in der Badewanne stärker werden oder gleich bleiben, sind es wahrscheinlich richtige Wehen oder Frühwehen. Im Gegensatz zu den anderen Schwangerschaftswehen sind Frühwehen nicht ungefährlich – sie können dazu führen, dass der (vorzeitige) Geburtsprozess tatsächlich eingeleitet wird. Mögliche Symptome dafür sind:

- mehr als drei Wehen pro Stunde vor der 36. Schwangerschaftswoche
- sich verstärkende Wehenschmerzen
- Wehen in immer kürzeren Intervallen
- Wehen in Verbindung mit wässrigem oder blutigem vaginalen Ausfluss und/oder in Kombination mit Rückenschmerzen

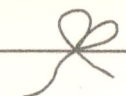

Falls sich eines oder mehrere dieser Symptome zeigen, sollte man zur Sicherheit in die Klinik fahren. Frühwehen können zudem ein Zeichen dafür sein, dass man sich körperlich oder seelisch übernommen hat und bis zum Ende der Schwangerschaft etwas kürzer treten sollte.

Der eigentliche Geburtsprozess startet mit den Eröffnungswehen. Die Gebärmutter zieht sich dabei in regelmäßigen Intervallen, welche immer kürzer werden, zusammen. Am Anfang erinnern diese Wehen an Menstruationsbeschwerden, ihre Intensität steigert sich allmählich. Die Eröffnungswehen weiten den bisher geschlossenen Muttermund auf etwa zehn Zentimeter, damit das Baby geboren werden kann. Eröffnungswehen kommen, anfangs in unregelmäßigen Intervallen, später regelmäßig etwa alle zehn Minuten, zuletzt alle zweieinhalb Minuten oder in noch kürzeren Intervallen und dauern jeweils etwa eineinhalb Minuten. Sie beginnen leicht, haben einen Höhepunkt und flauen dann allmählich wieder ab.

Wenn sich die ersten Eröffnungswehen melden, müsst ihr noch nicht sofort ins Krankenhaus. Viele Hebammen raten werdenden Müttern im Gegenteil, für die bevorstehende Geburt so lange wie möglich zu Hause Kraft zu tanken. Zeit für die Verständigung der Hebamme oder die Fahrt zur Klinik oder zum Geburtshaus wird es entweder, wenn die Eröffnungswehen einsetzen und eine dieser Wehen eine bis anderthalb Minuten lang ist, ihr euch zu Hause nicht mehr wohlfühlt, Atemanleitung oder eventuell ein Schmerzmittel benötigt. Oder auch dann, wenn ihr während der Wehe nicht mehr sprechen und auch nicht mehr gehen könnt. Nach dem Platzen der Fruchtblase müsst ihr unabhängig von der Intensität und Dauer der Wehen umgehend in die Klinik fahren. Die Geburt beginnt.

Wenn die Austreibungsphase einsetzt, kann eine Gebärende dem Drang, zu schieben und zu pressen, nicht mehr widerstehen. Die Presswehen drücken das Baby zum Ausgang der Vagina, der engsten Stelle des Geburtskanals. Wenn sein Köpfchen diesen Punkt passiert hat, rutscht der restliche Körper im Verlauf einiger weiterer Presswehen meist ohne

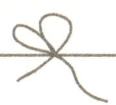

Probleme nach. Wenige Minuten später hält man sein kleines Kind zum ersten Mal im Arm.

Danach wird mithilfe der Nachwehen auch die Plazenta abgestoßen. Ein Vorgang, den die meisten Frauen gar nicht mehr wirklich wahrnehmen, da die Freude der Geburt überwiegt. Im Vergleich zu den eigentlichen Geburtswehen sind sie deutlich schwächer und eher mit starken Menstruationsbeschwerden vergleichbar. Die Nachwehen dauern meist zehn bis 15 Minuten an.

Wenn eine Frau ihr Baby zum ersten Mal zum Stillen anlegt, führt dies ebenfalls zu Uterus-Kontraktionen, durch die weitere Blutungen zum Stillstand kommen. Verantwortlich dafür ist das Still- und Kuschelhormon Oxytocin, dessen Produktion durch den Saugreflex des Babys beim Stillen gefördert wird.

Oxytocin ist wichtig für die Milchbildung und sorgt gleichzeitig für die Rückbildung der Gebärmutter. Das Hormon beugt damit sowohl Nachblutungen als auch Entzündungen der Gebärmutter, der sogenannten Endometritis, vor. Durch die Wirkung des Oxytocins wird man somit auch noch einige Tage nach der Geburt vereinzelte Nachwehen erleben.

· ·

Wann muss ich ins Krankenhaus?

Das war wirklich die Hauptfrage, die ich im letzten Trimester hatte, da ich nicht umsonst ins Krankenhaus fahren und auch niemanden unnütz belasten wollte.

Beim ersten Kind sollte man ins Krankenhaus aufbrechen, wenn die Wehen mindestens eine Minute lang andauern und sich alle fünf bis zehn Minuten wiederholen. Vorher handelt es sich noch um Übungswehen. Hier hilft der Badewannentest zudem sehr gut. Fruchtwasserverlust (mindestens 1 Glas) kann von einem Riss in der Fruchtblase oder einem Blasensprung stammen. In beiden Fäl-

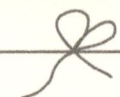

len besteht ein Infektionsrisiko für das Baby und es kann zu Komplikationen kommen. Im Fall des Fruchtwasserverlusts sollte man sich auf den Weg ins Krankenhaus begeben.

Wenn man aber sehr unsicher ist und sich zu Hause einfach nicht mehr wohlfühlt, schadet es nicht, sich zur Sicherheit im Krankenhaus kontrollieren zu lassen.

BLASENSPRUNG

»Geh doch mal auf den Weihnachtsmarkt und lenk dich etwas ab!«

»Mom, ich kann nicht einfach alleine auf den Weihnachtsmarkt gehen. Das Baby sitzt noch nicht fest im Becken und wenn dann die Fruchtblase platzt, muss ich mich mitten auf dem Weihnachtsmarkt flach auf den Boden legen und einen Krankenwagen rufen. Meinst du, das will ich?«

»Warum solltest du das denn tun?«

»Na ja, sonst kann sich irgendwie die Nabelschnur um den Hals wickeln und das Kind gefährden. Da bleibe ich lieber zu Hause.«

»Ich glaube nicht, dass die Wahrscheinlichkeit, dass so etwas passiert, allzu groß ist.«

»Nein, bestimmt nicht. Aber trotzdem möchte ich das nicht. Dann warte ich lieber bis zum Wochenende, wenn Alex dabei ist.«

»Aber auch mit Alex willst du doch nicht mitten auf dem Weihnachtsmarkt liegen?«

Ich musste lachen.

Während der Schwangerschaft ist das Baby von der mit Fruchtwasser gefüllten Fruchtblase umgeben. Diese schützt es vor Stößen und Infektionen. Wenn die Fruchtblase platzt oder einreißt, spricht man vom Blasensprung. Dies passiert allerdings keineswegs immer (wie man es allerdings in Hollywoodfilmen suggeriert bekommt). Manche Frauen merken

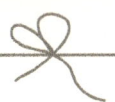

es gar nicht, da die Blase nur etwas tröpfelt. Bei anderen wird sie erst in der Klinik künstlich aufgestochen.

Tut der Blasensprung weh? Eine Schwangere muss keine Angst vor dem Blasensprung haben, denn er tut nicht weh. Die Fruchtblase ist nicht von Nerven durchzogen, also wird der Blasensprung nicht als schmerzhaft empfunden. Von vielen Schwangeren wird er lediglich dadurch bemerkt, dass eine warme, klare Flüssigkeit austritt. Das Fruchtwasser ist geruchlos und fast farblos. Im Gegensatz zu Urin kann das Fruchtwasser aber nicht zurückgehalten werden.

Der Blasensprung ist ein Zeichen der beginnenden Geburt und passiert in der Regel spontan nach Eintritt der Geburtswehen, wenn der Muttermund schon sehr weit geöffnet ist. In diesem Fall spricht man vom rechtzeitigen Blasensprung. Die Regel ist jedoch nicht immer der Fall, und so kann es auch zu einem frühzeitigen oder einem vorzeitigen Blasensprung kommen.

- **Vorzeitiger Blasensprung:** Die Fruchtblase platzt bereits vor Eintritt der Wehen.
- **Frühzeitiger Blasensprung:** Die Fruchtblase platzt nach Eintritt der Wehen, aber vor dem Eintritt der Austreibungsphase.
- **Rechtzeitiger Blasensprung:** Die Fruchtblase platzt nach Eintritt der Wehen während der Austreibungsphase.
- **Hoher Blasensprung:** Wenn die Fruchtblase weit oben angerissen ist, kommt es oft nur zu einem tröpfchenweisen Abgang des Fruchtwassers. Manchmal erfolgt dann bei der Entbindung erneut ein Fruchtwasserabgang (Zweizeitiger Blasensprung).

In der Regel findet der Blasensprung erst während der Geburt statt. Zu diesem Zeitpunkt befindest du dich wahrscheinlich schon in der von dir gewählten Entbindungseinrichtung und die Risiken für dich und dein Baby sind sehr gering. Im Krankenhaus werden du und dein Ungeborenes überwacht, um sicherzugehen, dass ihr beide gesund seid. Indem

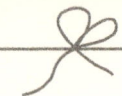

du in eine liegende Position gebracht wirst, wird dem Verrutschen der Nabelschnur nach Abgang des Fruchtwassers entgegengewirkt, was möglichen Komplikationen bei der Geburt vorbeugt.

Was, wenn die Fruchtblase zu Hause platzt?

Wenn du den Abgang von Fruchtwasser bemerkst oder du dir nicht ganz sicher bist, ob es sich um Fruchtwasser handelt, dann nimm – soweit dir die Umstände dies erlauben – eine liegende Position ein. Mach es dir gemütlich, um dein Baby nicht unnötig zu gefährden. Bleib ruhig und kontaktiere dann eine Entbindungseinrichtung oder deine Hebamme, um das weitere Vorgehen zu besprechen.

DAMMRISS

»Wie stehst du generell dazu, mir den Damm zu massieren?«

Mein Mann sah mich entgeistert an. »Den was?«

»Na ja, ich komme selbst nicht mehr dran und möchte nicht, dass du mir irgendwann nicht mehr in die Augen sehen kannst …«

»Schatz, du wirst mein Kind auf die Welt bringen. Glaubst du, der Anblick ist schöner als dein Damm?«

Ich war sprachlos und ignorierte das Thema.

Viele Schwangere wissen gar nicht so genau, wo der Damm liegt und wie er aussieht. Ich habe mich vor meiner Schwangerschaft damit auch nie befasst. Und auch die meisten anderen Frauen spüren ihn erst nach der Geburt. Dann, wenn ein Dammriss oder ein Dammschnitt verheilt und die Narbe schmerzt und brennt. Der Damm ist ein Stück

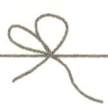

festes Gewebe zwischen Scheide und After, das eine wichtige Funktion hat. Er ist Teil der Beckenbodenmuskulatur, die, wenn man so will, den Körper nach unten hin abdichtet. Das Gewebe ist ausgesprochen dehnbar, aber bei der Geburt eines Kindes kann die Dehnbarkeit an eine Grenze kommen. Wenn der Kopf oder die Schulter des Babys durch die Geburtsöffnung kommen, kann der Damm an einer bestimmten Stelle einreißen. Solche Dammverletzungen müssen genäht werden. Die gute Versorgung eines Dammrisses oder -schnitts ist wichtig, damit es später nicht zu Problemen, etwa zu einer Beckenbodensenkung oder Inkontinenz kommt.

Dammmassage

Da die Gefahr eines Dammrisses bei der Geburt besteht, wird den Schwangeren von vielen Fachleuten empfohlen, den Damm auf die Geburt vorzubereiten. Studien haben ergeben, dass besonders Erstgebärende seltener einen Riss erleiden, wenn sie ihren Damm in den Wochen vor der Geburt regelmäßig massieren. Sie sollten ab der 34. Woche mit der Massage beginnen. Geeignet sind dafür etwa Weizenkeimöle oder Vitamin-E-haltige Öle, die den Damm geschmeidig machen. Das Öl wird am besten zwischen After und Scheide und an den äußeren Schamlippen aufgebracht. Dann wird der Daumen tampontief in die Scheide eingeführt. Mit einem Zeige- oder Mittelfinger wird nun zum Daumen hin massiert und ein leichter, aber spürbarer Gegendruck erzeugt. Bei mir war es allerdings ziemlich unangenehm und ungewohnt bei den ersten Malen. Wer möchte, kann seinen Partner dabei auch um Hilfe bitten.

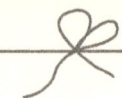

KAISERSCHNITT

»Nein, Mom, ich möchte auf jeden Fall eine natürliche Geburt.«

»Warum? Du warst doch auch ein Kaiserschnitt und bist gut gelungen!«

»Ja, aber trotzdem. Weißt du, wie wahnsinnig gut durchdacht unser Körper ist? Mit dem Durchlauf des Babys durch den Geburtskanal werden zum Beispiel die Lungen des Babys von der Flüssigkeit befreit, sodass es eigenständig atmen kann, wenn es auf der Welt ist. Außerdem bekommt es durch die Geburt wichtige Bakterien und probiotische Kulturen ins Gesicht und in den Mund, damit sein Darm funktioniert. Der erste Schritt zu einem funktionsfähigen Immunsystem. Das ist Wahnsinn, wie die Natur das so geregelt hat. Also, ich hoffe bei mir klappt eine natürliche Geburt.«

Die meisten Frauen wünschen sich eine Spontangeburt, doch es gibt Gründe, die ein Eingreifen in den Geburtsverlauf oder die Planung eines Kaiserschnitts erforderlich machen.

Ein Kaiserschnitt ist notwendig, wenn das Kind definitiv zu groß ist, die Plazenta den Muttermund blockiert, sich das Kind in einer geburtsunmöglichen Lage (zum Beispiel einer Querlage) befindet oder das Kind in einer sehr frühen Schwangerschaftswoche geboren werden muss. In diesem Fall wird vor muttermundwirksamen Wehen bzw. vor einem Blasensprung ein geplanter Kaiserschnitt durchgeführt.

Von einem ungeplanten Kaiserschnitt spricht man, wenn die Frau muttermundwirksame Wehen hatte bzw. die Fruchtblase bereits gesprungen ist. Wird der Kaiserschnitt durchgeführt, weil zum Beispiel unter der Geburt die Wehen (trotz aller Hilfsmittel) nicht ausreichen oder die Herztöne des Kindes Anlass zur Sorge geben, spricht man von einem ungeplanten Kaiserschnitt. In diesem Fall sollte zwischen der Entscheidung zum Kaiserschnitt und dem Holen des Kindes nicht mehr als 20 Minuten vergehen.

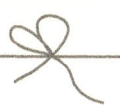

DIE GEBURT NATÜRLICH UNTERSTÜTZEN

»Mina, ich will nicht mehr! Komm jetzt endlich raus. Merkst du denn nicht, dass deine Mama keine Lust mehr hat?«

Gerade zum Ende der Schwangerschaft muss ich sagen, dass ich es wirklich kaum noch abwarten konnte, die kleine Maus in den Armen zu halten und den dicken Bauch loszuwerden. Ich wollte nicht mehr watscheln, nicht mehr fremdbestimmt sein und endlich meinen neuen Lebensabschnitt beginnen. Viele Schwangere können mit dem Warten und der Aufregung vor der Geburt besser umgehen, wenn sie nicht das Gefühl haben, tatenlos herumsitzen zu müssen. So las ich, dass es einige harmlosen Mittel und Tricks gibt, um schonend die Wehentätigkeit anzuregen und dem Baby einen kleinen Schubs zu geben. Natürlich kann ich nicht beurteilen, ob diese Dinge wirklich geholfen haben, aber es hat gut getan, etwas aktiver dafür zu sorgen. Natürlich ist die Voraussetzung dafür, dass es einem selbst und dem Baby gut geht und das Baby vollständig entwickelt ist. Außerdem wirken all diese Methoden ohnehin nur, wenn der eigene Körper bereit für die Geburt ist und zur Sicherheit sollte man immer den Arzt oder die Hebamme fragen.

Zudem sollte man nicht mehrere Methoden kombinieren, denn manchmal stellt sich die gewünschte Wirkung erst nach ein paar Tagen ein und auch wenn die Mittel nur sanft Wehen auslösen, kann es zu unvorhersehbaren Wirkungen kommen, wenn man zu viele auf einmal anwendet oder sie zu hoch dosiert. Ich habe von all diesen Methoden selbst nur gelesen und dazu recherchiert, kann daher nicht beurteilen, wie wirksam sie sind, sondern teile sie nur mit euch:

1. **Wehen auslösen durch eine Massage**
   Für die Massage vermischt man 10 Milliliter Mandelöl mit jeweils zwei Teelöffeln Zimtöl, Nelkenöl, Eisenwurzöl und Ingweröl. Dein Bauch wird nun von dir oder deinem Partner mit warmem Wasser

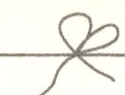

befeuchtet und sanft massiert. Zimt, Nelken, Ingwer und Eisenwurz stimulieren die Muskulatur der Gebärmutter und fördern so die Wehentätigkeit.

2. **Wehen auslösen durch ein warmes Bad**

Wenn dein Kreislauf ein warmes Bad verträgt, kannst du auch auf diese Weise kurz vor der Geburt Wehen auslösen. Wenn du magst, kannst du ätherische Öle und Kräuter, wie Zimtblätter, Nelken- oder Ingwerwurzelöl, als Badezusatz verwenden. Du solltest allerdings darauf achten, dass du nicht alleine zu Hause bist, wenn du ein Bad nimmst. Es kann nämlich sein, dass du Kreislaufprobleme bekommst oder dass sich die gewünschte Wirkung sehr schnell einstellt. Zudem kann man wie bereits oben erwähnt durch ein warmes Bad die Übungswehen von richtigen Geburtswehen unterscheiden.

3. **Wehen auslösen durch Geschlechtsverkehr**

Wenn du in den Tagen um den Geburtstermin herum regelmäßig mit deinem Partner schläfst, verringert sich die Wahrscheinlichkeit, dass dein Kind zu lange auf sich warten lässt. Der Sex soll auf mehrere Arten Wehen auslösen. Die Produktion des Wehenhormons Oxytocin wird durch sexuelle Erregung ausgelöst. Zusätzlich enthält Sperma Prostaglandine; das sind Gewebehormone, die auch bei einer medikamentösen Geburtseinleitung verwendet werden. Sie machen den Muttermund weich und unterstützen den Gebärmutterhals dabei, sich zu verlängern. Außerdem zieht sich die Gebärmutter bei einem Orgasmus der Frau zusammen. Das kann Wehentätigkeit verursachen.

4. **Wehen auslösen durch Brustwarzenstimulation**

Diese Methode, bei der deine Brustwarzen von dir oder deinem Partner für längere Zeit massiert werden, sollte nur eingesetzt werden, wenn dein Muttermund schon reif für die Geburt ist und

auch dann nur unter Anleitung und in Obhut eines Geburtshelfers. Durch die Stimulation wird das Wehenhormon Oxytocin freigesetzt. Die Brustwarzenstimulation ist sehr effektiv, denn wenn die Gebärmutter bereit ist, setzen die Wehen normalerweise innerhalb einer Stunde ein. Bei einer starken Stimulation kann es allerdings leicht zu einer Überreaktion des Körpers kommen, die sich durch länger anhaltende, sehr starke Wehen bemerkbar macht. Das kann zu Stress für dich und dein Kind führen.

5. Wehen auslösen durch leichte körperliche Tätigkeit
Anstrengende Tätigkeiten kurz vor der Geburt solltest du vermeiden. Spar deine Kräfte lieber für die bevorstehende Geburt. Aber Spazieren gehen und andere leichte körperliche Tätigkeiten können dir gut tun und Wehen auslösen. Dein Kind rutscht durch die Bewegung leichter in die richtige Startposition für die Geburt. Und wenn es sich dort befindet, drückt das Köpfchen deines Kindes, zum Beispiel beim Spazieren gehen, immer wieder auf den Gebärmutterhals. Dadurch wird Oxytocin in deinem Körper freigesetzt, das Wehen auslöst. Du kannst dich auch auf einen Gymnastikball setzen und kreisende Bewegungen mit deinem Becken machen oder an einem Bauchtanzkurs teilnehmen, um Wehen zu fördern. Das hat nämlich den gleichen Effekt.

6. Wehen auslösen durch alternative Methoden
Geburtsvorbereitende Akupunktur, Homöopathie oder Reflexzonenmassage können alternative Therapien zur Geburtseinleitung sein und vielleicht empfindest du sie als angenehm. Diese Maßnahmen, um Wehen auszulösen, werden von erfahrenen Fachleuten durchgeführt. Fazit: Ausprobieren schadet nicht

7. Wehen auslösen durch verschiedene Tees
Du kannst dir auch einen Tee aus wehenfördernden Zutaten ko-

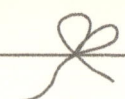

chen. Du bekommst sie zum Beispiel in der Apotheke oder im Reformhaus. Nimm eine Stange Zimt, zehn Gewürznelken, eine kleine frische Ingwerwurzel und einen Esslöffel getrocknetes Eisenkraut, auch Verbenenkraut genannt. Übergieße die Gewürzmischung mit einem Liter kochendem Wasser und lass den Tee zehn Minuten ziehen. Am besten trinkst du diesen Tee lauwarm und immer nur schluckweise über den ganzen Tag verteilt. Auch drei bis vier Tassen Himbeerblättertee pro Tag können helfen, denn sie machen den Muttermund weich und lockern die Muskulatur der Gebärmutter.

8. Wehen auslösen durch das berühmte Treppensteigen
Treppensteigen strengt den Köper an und kann deshalb Wehen auslösen. Das liegt daran, dass es durch die körperliche Belastung zu einer stärkeren Blutumverteilung in der Plazenta kommt. Ärzte raten aber von dieser Methode ab, da sie wichtige Kräfte raubt, die eine Hochschwangere für die Geburt noch braucht.

Brauche ich eine Hebamme und was tut sie?

In meiner Schwangerschaft wurde ich sehr oft gefragt, ob ich denn bereits eine Hebamme hätte, und mir wurde empfohlen, mich möglichst schnell darum zu kümmern. Doch warum? Ich habe doch meine Frauenärztin.

Die Aufgaben eines gynäkologischen Facharztes und die einer Hebamme lassen sich allerdings nicht miteinander vergleichen. Beim Frauenarzt bekommt man, sofern keine Risikoschwangerschaft vorliegt, alle vier Wochen einen Termin zur Schwangerschaftsvorsorge. Diese beinhaltet eine Ultraschalluntersuchung, eine Blutuntersuchung, eine Urinuntersuchung und eine vaginale Untersuchung.

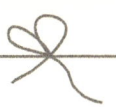

Eine Hebamme hingegen hat ein größeres Aufgaben- und Tätigkeitsfeld. Sie begleitet eine Schwangere, wenn möglich, nicht nur während der Geburt, sondern steht ihr auch während und nach der Schwangerschaft mit Rat und Tat zur Seite:

- Schwangerschaftsvorsorge mittels Tasten, Abhören und Gesprächen
- Ansprechpartnerin und Hilfe bei Schwierigkeiten
- Kontrolle der Kindslage
- Erklärungen bei eventuellen Komplikationen oder Schwangerschaftskrankheiten
- Ausstellung einer Überweisung bei Komplikationen oder Verdachtsmomenten
- Geburtsbegleitung
- Hausbesuche vor und nach der Entbindung
- Überwachung und Nachsorge der Mutter
- Rückbildungskontrolle
- Überwachung der Kindsentwicklung
- Hilfestellung bei der Kindspflege und bei Stillproblemen
- seelischer Beistand für die Eltern bei Ängsten etc.
- Geburtsvorbereitungskurse
- Rückbildungsgymnastik
- Miteinbindung des werdenden Vaters während und nach der Schwangerschaft
- Beleghebamme im Krankenhaus (hier hat jedes Krankenhaus allerdings andere Richtlinien)

Die Entscheidung, ob sie die Hilfe einer Hebamme in Anspruch nimmt, kann einer Schwangeren keiner abnehmen, aber vor allem für junge Frauen, Frauen mit Risikoschwangerschaften und Erstgebärenden ist es ratsam, sich durch die Arbeit einer Hebamme betreuen zu lassen. Jeder Frau steht während und nach einer

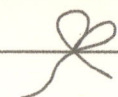
Schwangerschaft eine Hebamme zu und die Kosten werden von der jeweiligen Krankenkasse übernommen. Fragt am besten auch mal Bekannte und Freundinnen nach ihren Erfahrungen und Empfehlungen.

DER WEG IN DIE KLINIK – WAS MUSS MIT?

»Du brauchst keine Windeln mitnehmen. Die geben sie dir doch im Krankenhaus.«

»Und nimm auf jeden Fall Hausschuhe zum Wegwerfen mit. Am besten Flipflops, mit denen du auch in die Dusche kannst.«

»Allzu viel Essen und Snacks brauchst du nicht. Du hast andere Themen im Kopf, wenn du im Kreißsaal bist.«

»Denk an deinen Mann. Der muss sich in der Zeit mit irgendwas beschäftigen. So eine Geburt kann lange dauern.«

All das schrieben mir meine wunderbaren YouTube-Abonnenten auf die Frage nach meiner Kliniktasche.

Auch das war für mich ein Riesenthema in den letzten Wochen vor der Geburt. Viele Frauen entscheiden sich auch für eine Hausgeburt oder gehen in ein Geburtshaus. Ich kann hier nur von mir sprechen und habe mich bei meiner ersten Geburt für die klassische Klinik entschieden.

Mit dem Packen der Kliniktasche hatte ich nun endlich das Gefühl, komplett vorbereitet zu sein und entspannte mich dadurch ein wenig. Allerdings wollte ich auch nicht zu viel mitnehmen und nicht mit Riesenreisekoffern im Krankenhaus eintrudeln. Daher habe ich lange recherchiert und mit vielen erfahrenen Mamis gesprochen, um herauszufinden, was wirklich mit muss.

Dokumente für die Kliniktasche
- Mutterpass
- Krankenversicherungskarte

- Personalausweis oder Reisepass
- Heiratsurkunde bzw. Geburtsurkunde
- Familienstammbuch

Hygieneartikel und Körperpflege

- Zahnbürste für dich und deinen Partner und Zahncreme
- Cremes für Gesicht und Körper
- Lippenbalsam
- Duschgel, Shampoo und Spülung oder Trockenshampoo
- Haarbürste
- Haargummis, bei langen Haaren
- leichtes Make-up, falls gewünscht

Alle Artikel sollten nicht zu stark duften, da dies das Neugeborene beim Anlegen an die Brust irritieren könnte.

Nach der Geburt benötigt man Stilleinlagen und Binden. Beides gibt es aber meist auch in der Klinik.

Wenn man gewöhnlich Kontaktlinsen trägt, sollte man für die Geburt seine Brille mitnehmen.

Kleidung und Schuhe

- rutschfeste, offene Hausschuhe, in die man einfach nur hineinschlüpfen muss und die man nach der Geburt wegwerfen oder waschen kann
- Nachthemden, von denen am besten mehrere im Gepäck sind und die sich zum Stillen vorne öffnen lassen
- Bade- oder Morgenmantel oder eine Strickjacke
- 2 Still-BHs
- bequeme Hosen oder Leggings
- mehrere Shirts, da man nach der Geburt stärker schwitzt, am besten mit Stillfunktion
- warme Socken

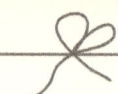

- bequeme und größere Unterhosen, in die auch die Binden gut reinpassen

Zur Entspannung und Erfrischung
- erfrischende Reinigungstücher, auch fürs Gesicht, können wohltuend sein
- Snacks und besondere Getränke, wie zum Beispiel Saftschorlen, oder Traubenzucker sind als Energiespender hilfreich. Ich habe mir zusätzlich Trockenfrüchte, Smoothies, Reiscracker und eine Nussmischung eingepackt. Man weiß nie, wie gut ein Krankenhaus auf Veganer eingestellt ist.

Sonstiges
- Smartphone und Ladekabel
- Liste mit wichtigen Telefonnummern
- Fotoapparat

Für das Baby

Während des Klinikaufenthalts ist das Baby mit allem Nötigen versorgt. Für die Heimfahrt braucht man allerdings eine Baby-Sicherheitsschale fürs Auto und eine kleine Erstausstattung, am besten in zweifacher Ausführung, weil es durchaus sein kann, dass das Kleine es schnell schmutzig macht.
- Wickelbodys oder Erstlingshemdchen
- Jäckchen in Größe 56
- Strampler in Größe 56
- Erstlingsmützchen
- warme Söckchen
- Antikratz-Fäustlinge
- Babydecke
- Wickeltasche mit Feuchttüchern, Windeln (können im Auto bleiben)
- Spucktuch
- eventuell Schnuller und Fläschchen

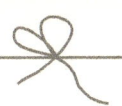

Klinikbedarf für den werdenden Papa

Auch der angehende Papa sollte sich ein paar Dinge für den Kreißsaal einpacken, wenn er seine Partnerin ins Krankenhaus begleitet und beispielsweise geplant ist, dass er mit in der Klinik übernachtet.

- Wechselunterwäsche
- bequeme Wechselkleidung
- Pyjama und Hygieneartikel wie Zahnbürste, Duschgel und Rasierzeug
- Snacks
- Unterhaltungsmedien

Vegan im Krankenhaus

In dem Krankenhaus, in dem ich war, gab es bedauerlicherweise nur wenig Auswahl für Veganer. Mein Frühstück bestand aus Vollkornbrot mit der ewig gleichen veganen Paste. Es gab kaum frisches Obst. Mittags wurde meist einfach das zusammengelegt, was an veganen Beilagen da war, und abends gab es wieder Vollkornbrot mit einer veganen Paste. Daher kann ich nur raten, informiert euch vorab, ob es wirklich ein Büfett oder Menü mit veganen Alternativen gibt, und nehmt euch genug vegane Snacks mit ins Krankenhaus.

Meine Favoriten:

- Reis-, Mais- oder Dinkelwaffeln; die kann man super zwischendurch knabbern und auch belegen
- Haferflocken und Pflanzenmilch für ein leckeres Frühstück
- vegane, haltbare Aufstriche
- Trockenfrüchte

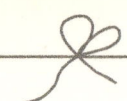
- Nüsse in allen Variationen
- Äpfel, Bananen und weitere gut haltbare Obstsorten
- vegane Fruchtsäfte

Mittlerweile gibt es auch tolle »Fertiggerichte« in vegan. Beispielsweise Tassengerichte mit Quinoa, die man nur mit heißem Wasser aufschütten muss. So kommt ihr gut über die Runden und einen leckeren Salat kann man sich zur Not auch mal ins Krankenhaus bestellen oder vom Ehemann besorgen lassen.

DIE GEBURT – MEINE ERFAHRUNG

»Du bist ja immer noch schwanger?!«, sagte meine Mutter leicht vorwurfsvoll, während sie mir einen dicken, mit Keksen gefüllten Porzellan-Nikolaus übergibt.

»Was hast du denn gedacht? Das die Kleine seit unserem Gespräch heute Morgen rausgefallen ist?«, konterte ich leicht genervt.

»Nein, das nicht. Aber ich hätte nun wirklich nicht gedacht, dass wir uns am zweiten Advent hier in Bad Homburg treffen und du immer noch schwanger bist. Hättest du das gedacht?«

Da musste ich ihr recht geben.

»Morgen ist mein Kontrolltermin beim Frauenarzt, vielleicht hat sich bis dahin ja schon was getan«, meinte ich.

»Ja, hoffentlich.«

Meine Schwangerschaft fing mit einer Gebärmutterhalsschwäche und der Angst, dass die kleine Maus dadurch zu früh »rausrutscht«, an und endete mit dem Gefühl, dass sie sich nie auf den Weg machen würde. Eine Schwangere hat irgendwann wirklich keine Lust mehr.

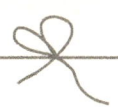

»Frau Micus, ich denke wir sollten die Geburt einleiten« sagte mir meine Frauenärztin bei meinem Kontrolltermin in der 40. Schwangerschaftswoche. »Sie ist schon sehr groß für Ihren Körper und wenn sie noch größer wird, werden Sie wahrscheinlich an einem Kaiserschnitt nicht vorbeikommen. Was meinen Sie?«

Bei einer eingeleiteten Geburt werden die Wehen künstlich ausgelöst. Wird dies langsam und vorsichtig gemacht, ist es für das Baby bedenkenlos, kann nur etwas schneller vonstattengehen als eine natürlich beginnende Geburt.

Ich muss zugeben, dass ich mit der Situation etwas überfordert war. Natürlich war es anstrengend, so dick und rund durch die Gegend zu laufen, aber zu wissen, dass es nun definitiv losgehen wird und dass es einen festen Termin gibt, war auch etwas beängstigend. Ich verließ mich auf die professionelle Meinung meiner Ärztin und rief wenige Stunden später bei meinem Wunschkrankenhaus an, um den Termin zur Einleitung zu bestätigen.

»Kommen Sie dann einfach morgens nach dem Frühstück zum Kreißsaal und dann bereiten wir alles vor«, sagte mir eine sehr nette Hebamme am Telefon.

Gesagt getan. Eine Woche später stand ich mit gepackter Kliniktasche und voller Vorfreude vor der Kreißsaaltür. Bald werde ich mein Baby in den Armen halten, ich konnte es noch gar nicht fassen.

»Sie werden nun erst mal an den CTG angeschlossen. So etwa eine Stunde. Damit wollen wir sicherstellen, dass die Herztöne des Babys in Ordnung sind und überprüfen, ob Sie vielleicht selbst schon eigene Wehen haben. Danach untersuchen wir Ihren Muttermund und den Gebärmutterhals. Wenn der Muttermund schon stark geöffnet ist, können wir direkt mit einem Wehentropf einleiten. Ansonsten bekommen Sie zunächst für 24 Stunden ein Prostaglandin-Zäpfchen.« Die Hebamme klärte mich umfassend auf und mir wurde ein Zugang in die Hand gelegt, um mich, falls nötig, rasch mit Medikamenten versorgen zu können.

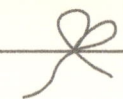
MÖGLICHE METHODEN DER GEBURTSEINLEITUNG

Ich hatte mich in den Tagen zuvor schon so intensiv mit dem Thema befasst, dass ich ziemlich gut über die verschiedenen Methoden der Geburtseinleitung informiert war:

Oxytocin-Infusion

Ist der Muttermund schon leicht geöffnet, die Schwangere hat aber noch keine Wehen, versuchen Ärzte häufig, die Geburt mit einer Oxytocin-Infusion einzuleiten. Das Hormon Oxytocin kommt auch natürlicherweise im Körper vor und hat verschiedene Wirkungen. Unter anderem kann es dazu führen, dass sich die Gebärmutter zusammenzieht. Eine Oxytocin-Infusion löst deshalb zeitnah Wehen aus.

Prostaglandine

Es ist möglich, sogenannte Prostaglandine, die auch natürlicherweise als Gewebehormone im Körper vorkommen, als Gel, Tablette oder Zäpfchen direkt auf den Muttermund aufzutragen beziehungsweise vor den Muttermund zu legen, wenn dieser weder weich noch geöffnet ist.

Einige Schwangere reagieren gar nicht auf die Prostaglandine. Bei anderen setzen innerhalb von zwei bis drei Stunden Wehen ein und die Geburt schreitet voran. In anderen Fällen sorgt das Hormon lediglich dafür, dass der Muttermund weicher wird und sich der Gebärmutterhals verkürzt – und erleichtert so die Einleitung mit Oxytocin.

Prostaglandine können über mehrere Tage zweimal täglich angewendet werden, wenn die erste Anwendung keine Wehen auslöst.

Eipollösung

Wenn der Muttermund bereits etwa fingerdurchlässig ist, kann die Hebamme oder der Arzt den inneren Muttermund massieren und dadurch die Eihäute (äußere Hülle der Fruchtblase) vom Rand der Gebärmutter lösen. Diesen Vorgang nennt man Eipollösung. Die Fruchtblase bleibt intakt.

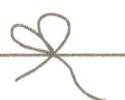

Die Eipollösung kann unangenehm bis schmerzhaft sein, löst aber in vielen Fällen innerhalb von 48 Stunden Geburtswehen aus.

Infolge der Eipollösung kann eine leichte Blutung aus der Vagina auftreten, die aber unbedenklich ist. Die Eipollösung kann mehrmals durchgeführt werden, wenn der erste Versuch nicht erfolgreich ist.

Rizinus-Cocktail

Der sogenannte Rizinus-Cocktail wirkt abführend und regt gleichzeitig die Gebärmutter an. Er besteht aus einem Gemisch aus Alkohol, Saft und Rizinusöl, das die Gebärmutter zu Kontraktionen anregen kann und abführend wirkt. Gerade bei Frauen, die bereits Kinder haben, reicht das oft schon aus, um die Wehen auszulösen.

Dieser Cocktail sollte aber nicht in Eigenregie, sondern grundsätzlich unter Aufsicht eines Arztes oder einer Hebamme eingenommen werden, da er besonders starke Wehen (Wehenstürme) auslösen kann. Ist der Muttermund noch nicht bereit für die Geburt, kann das für Mutter und Kind gefährlich sein.

Künstlicher Blasensprung

Bei schwachen Wehen und wenn der Muttermund bereits weich und leicht geöffnet ist, kann es ausreichen, die Fruchtblase zu öffnen (sog. Fruchtblasensprengung), um die Wehen zu verstärken. Das kann beispielsweise nötig sein, wenn die Eröffnungsphase der Geburt sehr lange dauert, die Wehen aber nicht stärker werden.

Die Fruchtblasensprengung führt meistens innerhalb von ein bis zwei Stunden zu starken Wehen, da das Baby nun vermehrt nach unten drückt. Schreitet die Geburt aber nicht voran, müssen weitere Mittel eingesetzt werden, da das Baby spätestens 24 Stunden nach dem Blasensprung zur Welt kommen sollte.

Der künstliche Blasensprung wird heute jedoch nur selten angewendet und grundsätzlich von einem CTG begleitet, da er Komplikationen mit sich führen kann. Dazu zählen aufsteigende Infektionen (also Infek-

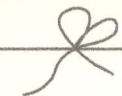
tionen, die durch die Scheide auf aufsteigen) oder der sogenannte Nabelschnurvorfall, bei dem sich die Nabelschnur um den Kopf des Kindes wickelt.

GEDULD IST GEFRAGT

Bei mir ist der Muttermund nur fingerdurchlässig geöffnet, daher wird mir an diesem Morgen um 10 Uhr ein Prostaglandin-Zäpfchen gegeben. Danach wird erneut für eine Stunde ein CTG geschrieben, anschließend muss ich für den Rest des Tages alle zwei Stunden zum CTG, um den Fortschritt zu kontrollieren. Was soll ich sagen, es gab keinen Fortschritt.

In der ersten Stunde merkte ich ein ganz leichtes Brennen im Muttermundbereich, mehr nicht. Auf dem CTG konnte man teilweise leichte Wehen sehen, ich verspürte ab und zu ein leichtes Ziehen, aber sonst ging es mir großartig. Mein Mann und ich verbrachten den Tag gemeinsam im Krankenhaus. Wir unterhielten uns, spielten Spiele und wurden mit mehr oder weniger gutem Essen versorgt. Die Entbindungsstation war wunderbar. Die Hebammen sehr nett und zuvorkommend. Es gab einen schönen Aufenthaltsraum, in dem wir uns Tee machen konnten. Ein bisschen fühlte es sich an wie Ferien in einer Jugendherberge.

»Nach diesem CTG können Sie sich schlafen legen und Kräfte sammeln. Machen Sie sich keine Gedanken, eine Einleitung kann bis zu drei Tagen dauern«, teilte mir eine weitere Hebamme am frühen Abend mit. Das CTG war unauffällig, ich muss aber sagen, dass ich nun langsam ein leichtes Ziehen verspürte. Es wurde zunehmend etwas unangenehmer, sodass ich gerne auf das Angebot der Hebamme zurückgriff und nach einem Schmerzmittel fragte. Ich bekam zwei Zäpfchen und so schlummerte ich die Nacht friedlich durch.

Am nächsten Morgen ging es mir großartig. Die Schmerzen waren komplett verschwunden und ich merkte nichts mehr. Hatte sich überhaupt irgendetwas getan? Ich musste mich beherrschen, um nicht gleich um 7 Uhr zur Untersuchung zu laufen, sondern die 24 Stunden Einwirk-

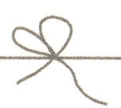

zeit des Zäpfchens einzuhalten und erst in Ruhe zu frühstücken. Es gab Vollkornbrot mit veganem Aufstrich und Obst. Ich aß extra eine Scheibe mehr, damit ich genug Kraft tankte, falls es heute losgehen würde.

Um Punkt 9 Uhr lag ich wieder am CTG angeschlossen und die Ärztin teilte mir den neuen Plan mit.

»Wir müssen jetzt noch eine Stunde warten, dann schaue ich mir den Befund an. Wenn der Muttermund etwas offen ist, werde ich versuchen, Ihren Eipol zu lösen, und dann wird das Prostaglandin-Gel direkt auf den Muttermund aufgetragen. Es dauert ungefähr 20 Minuten, bis das Hormon seine Wirkung entfalten kann. Dann schreiben wir wieder ein CTG und warten vier bis sechs Stunden, um Ihnen eventuell eine zweite Dosis Gel zu verabreichen. Haben Sie Geduld und lassen Sie sich bitte nicht entmutigen.«

Ich musste mich auf die Liege legen und die Hände unter den Po legen, damit sie an meinen Muttermund kam. Die Eipollösung war unangenehm, aber erträglich. Das Gel spürte ich nicht. Ich wartete die Stunde CTG ab und freute mich mit meinem Mann schon auf das Mittagessen. Unser Plan für den heutigen Tag war Mittagessen und dann einen Film im Bett schauen, damit wir weitere Kräfte sammeln konnten.

Zweieinhalb Stunden nachdem das Gel aufgetragen worden war, legte ich mich also mit halbwegs vollem Bauch ins Krankenhausbett und freute mich auf den hundertsten Weihnachtsfilm, den ich in diesen Wochen sehen würde. In dem Moment passierte es.

Ich spürte zuerst ein leichtes Blubbern unterhalb des linken Rippenbogens, dann ein Plopp und schon lief warme Flüssigkeit aus mir heraus. Mit großen geschockten Augen sah ich meinen Mann an: »Das war die Fruchtblase!«

Schon Wochen zuvor hatte ich mir immer wieder Berichte durchgelesen und mir Sorgen gemacht, dass ich es vielleicht nicht merken würde, wenn die Fruchtblase platzt. Aber das war deutlich. Nicht nur, dass lauwarmes, irgendwie eher glibberiges Wasser aus mir herauslief, sondern auch, dass ich es absolut nicht aufhalten konnte. Mit zusammengeknif-

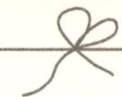

fenen Beinen versuchte ich so schnell es ging ins Bad zu eilen, während mein Mann die Hebamme holte.

Nun folgte der zweite Teil. Während ich im Bad meine Unterhose verbannte und mir auffiel, dass das Fruchtwasser milchig und mit kleinen weißen Stückchen versetzt war, bemerkte ich, wie wieder etwas aus mir herauskam: der Schleimpfropf!

Jetzt war es soweit, die Geburt ging offiziell los.

Der Schleimpfropf

Der Schleimpfropf besteht aus Zervixschleim, der den Gebärmutterhals in der Scheide verschließt und auf diese Weise vor Infektionen schützt. Die Menge des abgegebenen Schleims, der beim Pfropfabgang aus der Scheide austritt, variiert von Frau zu Frau sehr. Die Farbe kann hellbraun, rosa oder auch dunkelrot (sowohl von frischem als auch altem Blut) sein. Die sogenannte Zeichenblutung deutet darauf hin, dass sich der Muttermund langsam weiter öffnet und sich dabei die Eihäute vom Rand des Muttermundes abzulösen beginnen. Also kein Grund, sich Sorgen zu machen.

IN DEN KREISSSAAL

Die Hebamme teilte mir mit, dass ich mich nun gleich in den Kreißsaal begeben sollte und gab mir zwei riesige Binden, um das weiter tröpfelnde Fruchtwasser aufzuhalten. Ich hatte keine Schmerzen, keine Wehen und war einfach nur glücklich. Freudestrahlend ging ich in den Kreißsaal und riss die Arme in die Höhe, als mir meine Hebamme entgegenkam. »Die Geburt geht los – yeah«, rief ich ihr zu, und sie musste herzhaft lachen.

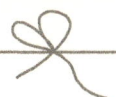

Mal wieder folgte nun eine Stunde CTG. Doch diesmal war alles anders. Der Wehenschreiber zeigte nichts mehr an. Keine einzige kleine Wehe. Obwohl ich nur Minuten später mit schmerzverzerrtem Gesicht meinen Mann anwimmerte. Nichts war von meinen Schmerzen zu sehen. Ich hielt die Stunde durch, aber die Schmerzen wurden immer schlimmer.

»Ach, wunderbar. Die Herztöne Ihres Babys sind großartig. Ihrer Kleinen scheint die Einleitung also absolut nichts auszumachen.«

Ich war beruhigt. »Ich habe starke Schmerzen, warum sieht man denn nichts?«, fragte ich leise und langsam und machte mir dabei Gedanken, dass ich mich bestimmt zu sehr anstellte.

»Das kann passieren. Wir legen den Kontakt einfach mal auf eine andere Stelle Ihres Bauches.« Sie legte den Sensor von meiner Bauchmitte auf die untere Seite und schon ging es los. Regelmäßige starke Wehen wurden sichtbar. »Sehen Sie«, sagte sie erfreut. »Es geht los!«

Ich war beruhigt, dass mein Körper mich nicht getäuscht hatte. Diese Freude war allerdings nur vorübergehend, da die Schmerzen immer schlimmer wurden. Eine halbe Stunde nach dem CTG lief ich somit wieder in den Kreißsaal, konnte kaum noch sprechen und bettelte um ein Schmerzmittel. Die Hebamme gab mir eine Spritze, die allerdings überhaupt nicht wirkte. Später fand ich heraus, dass sie auch lediglich homöopathisch war und dazu diente, den Muttermund weiter zu öffnen. Es wurde schlagartig immer schlimmer. Ich fing an, die Wehen zu »veratmen«, indem ich bei jedem Ausatmen einen Schrei von mir gab. Ich konnte nicht mehr liegen und nicht mehr sitzen und den Schmerz nur ertragen, indem ich vornübergebeugt auf irgendwelchen Gegenständen hing und mit meinem Becken nach links und rechts kreiste. Mein Mann machte sich riesige Sorgen und wollte mit mir erneut in den Kreißsaal gehen.

»Lass uns noch 30 Minuten warten«, bat ich ihn jedoch, da ich Angst hatte, zu früh die Schmerzen nicht mehr ertragen zu können.

Eine halbe Stunde später schlich ich dann doch wieder über die Flure Richtung Kreißsaal. Die Schmerzen waren sehr schlimm und kamen

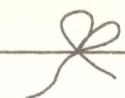

alle 30 Sekunden. Ich versuchte, sie so ruhig wie möglich zu veratmen, um den anderen Schwangeren um mich herum keine Angst zu machen. Mehr oder minder erfolgreich. Zum Glück gab es an den Fluren Geländer, an denen ich mich abstützen konnte. Sonst hätte ich den Weg wahrscheinlich gar nicht geschafft. Bei jeder Wehe blieb ich am Geländer stehen, konzentrierte mich auf die Schmerzen und wartete, bis sie kurz nachließen, um dann weitere zwei bis drei Schritte gehen zu können.

Stets von der Angst begleitet, dass die Wehen muttermundunwirksam sind, die Geburt nicht vorangeht und die Hebammen sich gleich über mich lustig machen würden. Doch das passierte natürlich nicht. Meine Hebamme sah mich an und sagte: »Oh, das geht aber jetzt schnell los.«

Ich erwiderte nur: »Ich will eine PDA. Bitte!«

Und sie rief den Anästhesisten. Zu diesem Zeitpunkt war der Muttermund innerhalb von zwei Stunden auf fast vier Zentimeter aufgegangen und einer PDA stand nichts mehr im Wege.

. . . . «

Die PDA (Periduralanästhesie)

Die Periduralanästhesie ist eine Betäubung, die rückenmarksnah und regional eingesetzt wird und im gesamten Unterleib eine Schmerzfreiheit und Entspannung bewirkt. Es werden schmerzstillende und betäubende Substanzen an die Nerven in der Rückenregion gespritzt. Bauch, Beine und Füße werden durch die PDA gefühllos, die Wehenschmerzen werden stark gemindert oder nicht mehr wahrgenommen.

Die Betäubung besorgt ein Anästhesist: Zunächst wird die Einstichstelle durch eine Injektion lokal betäubt. Danach wird die Spitze einer Hohlnadel in den sogenannten Periduralraum (Epiduralraum) zwischen dem dritten und vierten Lendenwirbel geführt.

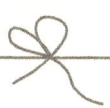

Das Rückenmark wird durch drei Bindegewebsschichten, die Rückenmarkshäute, geschützt. Die äußere Haut, die sich an den Wirbelknochen befindet, ist die sogenannte Dura mater (harte Rückenmarkshaut). Sie besteht aus einem inneren und einem äußeren Blatt. Der Periduralraum liegt zwischen diesen beiden Blättern. Er enthält ein Venengeflecht sowie Fett- und Bindegewebe, zudem die Wurzeln der abgehenden Rückenmarksnerven sowie die Spinalganglien (Nervenknoten im Rückenmarkbereich, die nicht zum zentralen, sondern zum peripheren Nervensystem gehören). Diese Nervenwurzeln im Periduralraum werden durch die PDA sozusagen vorübergehend ausgeschaltet.

Durch die Hohlnadel wird ein dünner Plastikschlauch in den Periduralraum gelegt, bevor die Nadel wieder herausgezogen wird. Über den Schlauch wird ein Lokalanästhetikum verabreicht. Entweder wird die Mischung aus Schmerz- und Betäubungsmitteln in bestimmten zeitlichen Abständen injiziert. Ihre Wirkung hält ein bis zwei Stunden an. Wenn sie nachlässt, folgt bei Bedarf eine weitere Gabe.

Oder es wird eine kontinuierliche Infusion verabreicht. Die Medikamente werden dabei fortlaufend in den Periduralraum gepumpt. Zum Teil können die Gebärenden die Pumpe, den Medikamentenzufluss und damit den Grad der Betäubung sogar selber kontrollieren. Diese patientengesteuerte Anästhesie (PCEA) bieten bislang jedoch nur wenige Krankenhäuser an.

Relativ neu ist die mobile Periduralanästhesie: Dabei wird die Betäubung so niedrig dosiert, dass das Gefühl in den unteren Extremitäten nicht völlig ausgeschaltet ist. Die Gebärende ist hierdurch möglicherweise sogar weiterhin in der Lage herumzugehen, was viele Frauen als Erleichterung empfinden.

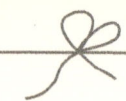

DAS EINZIGE, WAS WIRKLICH ZÄHLT

Der Anästhesist war wenige Minuten später da und klärte mich über die Risiken der PDA auf, bevor er mir ein Formular zur Unterschrift reichte. Ich muss ehrlich zugeben, dass ich kaum noch etwas mitbekam und auch nicht wirklich zuhören konnte. Zum Glück hatte ich mich vorab schon hinreichend informiert, sodass ich mit gutem Gewissen unterschrieb.

Nun ging es los. Zunächst wurde mir eine Flüssigkeitslösung verabreicht und erneut ein CTG geschrieben. Dies diente dazu, den Kreislauf zu stabilisieren, um mögliche Nebenwirkungen der PDA zu minimieren. Es dauerte circa 20 Minuten, bis die Flüssigkeit durch den Außenzugang in meiner Hand gelaufen war, und ich versuchte weiterhin fleißig, mit den immer stärker werdenden Wehen umzugehen. Mein Mann gab sein Bestes, um mich zu unterstützen, doch ich war immer jemand gewesen, der bei Schmerzen lieber seine Ruhe haben wollte. Also lehnte ich mich gegen das Krankhausbett und dachte nur daran, dass ich mit jeder Wehe meiner kleinen Maus etwas näher kam. Als die Flüssigkeit endlich vollständig in meinem Körper war und das CTG bestätigte, dass es auch dem Baby prima ging, wurde die PDA gesetzt.

Ich musste mich auf das Krankenhausbett setzen und die Hebamme wollte mir einen Wehenhemmer spritzen, damit ich mich nicht während des Setzens der Nadel bewege. »Machen Sie nun bitte einen Buckel«, sagte der Anästhesist hinter mir. Das war schwerer als gedacht und mit dem Riesenbabybauch kaum möglich. Die Hebamme gab mir etwas Stabilität, indem sie sich vor mich stellte und mich rechts und links an den Schultern festhielt. Ein Wehenhemmer war komischerweise gar nicht mehr nötig, da ich in diesem Zeitraum keine einzige Wehe bekam. Als ob mein Körper genau wusste, was gerade geschah.

Der Anästhesist klärte mich über die einzelnen Schritte auf. Zunächst wurde der Bereich betäubt, dann die Nadel gelegt, dann der Schlauch eingeführt. Der Schlauch wurde mir am Rücken entlang bis an die Schulter gelegt und hier mit einem erneuten Außenzugang versehen. Sollte ich

eine höhere Dosierung wünschen, konnte sie über diesen Außenzugang gespritzt werden. Es tat alles überhaupt nicht weh und ich merkte kaum etwas.

In diesem Krankenhaus konnte ich die PDA nicht selbst dosieren, sondern bekam die Mindestmenge direkt kontinuierlich verabreicht. Das Ziel war es nicht, den Schmerz komplett verschwinden zu lassen, sondern die Intensität zu mindern, die Wehen aber noch spüren zu können. Und genauso war es. Ich konnte jede Wehe spüren, nur die ganz schmerzhaften »Spitzen« wurden etwas abgemildert.

Die einzige Nebenwirkung, die mich zugegebenermaßen störte und irritierte, war das Zittern. Nach circa 15 bis 20 Minuten fing die PDA an, ihre Wirkung zu zeigen und ich begann am ganzen Körper zu zittern.

»Ist das schädlich für das Baby?«, fragte ich die Hebamme besorgt.

»Nein, überhaupt nicht. Das Baby merkt davon gar nichts und auch für Sie ist es nicht schädlich. Manche Frauen reagieren so auf die PDA.«

Ich war beruhigt. Aber es war doch unglaublich nervig. Ich merkte plötzlich, wie wahnsinnig erschöpft ich durch die Wehen war, und nutzte die Zeit einfach nur, um mich auszuruhen und erneut Kräfte zu sammeln. Nach weiteren zwei Stunden hatte mein Muttermund sich auf sechs Zentimeter geöffnet. Ich spürte davon kaum etwas und mir ging es wirklich sehr gut.

In regelmäßigen Abständen leerte die Hebamme meine Blase, da ich immer noch mit zusätzlicher intravenöser Flüssigkeit versorgt wurde und selbst keine Kontrolle mehr über meine Blase hatte und auch nicht mehr aufstehen sollte. Zudem musste ich mich jede halbe Stunde von einer Seite auf die andere drehen, damit die PDA auch beide Körperhälften gleichmäßig versorgte.

Meinen Mann schickte ich gegen 18 Uhr auf unser Zimmer, damit er in Ruhe Abendbrot essen konnte und sich auch noch mal ein bisschen hinlegte. Um 19 Uhr wurde ich erneut untersucht. »Wir stellen die PDA nun ab, damit Sie die Presswehen aktiv miterleben können. Der Muttermund ist vollständig geöffnet und es kann bald losgehen.«

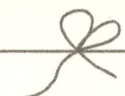

Ich wurde langsam wieder aufgeregt und freute mich aber auch gleichzeitig. Komischerweise hatte ich zu diesem Zeitpunkt die Wehenschmerzen bereits vergessen und dachte mir: »Die paar Presswehen schaff ich auch noch.«

Gegen 21 Uhr ging es dann los. Die Hebamme setze sich neben mich ans Kreißsaalbett und erklärte mir das weitere Vorgehen. »Wir warten jetzt auf starke Presswehen. Wenn Sie das Gefühl haben, dass Sie den Druck nach unten nicht mehr aushalten können, atmen Sie bitte einmal tief ein, pressen dann so stark und lange wie möglich und atmen dann explosiv wieder aus. Danach atmen Sie sofort wieder tief ein und wiederholen das Ganze.«

Gut, das bekomme ich hin. Dachte ich mir.

»Gleich kommt eine Wehe, also legen Sie schon mal los«, sagte sie mit Blick auf das CTG.

Und ich tat, was man mir sagte. So ein Gefühl hatte ich noch niemals verspürt. Beim Pressen dachte ich, mir würden gleich die Stirnadern aufplatzen, so heftig versuchte ich mitzumachen.

Meine Hebamme unterstütze mich, hielt mir das Bein und gab mir weiterhin Anweisungen, wann ich pressen und wann ich veratmen sollte.

Die ersten Male war es nicht wirklich schlimm. Unangenehm wurde es, als ich langsam bemerkte, dass der Kopf tiefer und tiefer rutschte.

Ich konnte nicht mehr aufhören zu pressen, da das Gefühl wirklich enorm unangenehm wurde. Etwa zehn Presswehen später entstand eine gewisse Unruhe im Kreißsaal.

»Ich werde jetzt mal die Ärztin hinzuholen und sie bitten, Sie etwas zu unterstützen«, kündigte die Hebamme an, und ich bekam langsam ein wenig Angst.

Keine Minute später lag die Ärztin bei jeder Presswehe mit ihrem gesamten Körpergewicht auf meinem Bauch und versuchte, mit etwas Druck nachzuhelfen. Auch mit diesem Beistand vergingen etwa fünf Presswehen.

»Ich denke, wir sollten einen kleinen Schnitt machen«, hörte ich in weiter Ferne die Hebamme zu der Ärztin sagen. Und dann teilte sie es

mir mit: »Frau Micus, Sie haben einen sehr langen Damm und bekommen Ihr Baby nicht über dieses Stück gepresst. Wir sollten hier einen kleinen Schnitt machen.«

»Ja, natürlich. Machen Sie«, erwiderte ich unter Schmerzen und ärgerte mich, dass man das nicht schon vor Minuten einfach getan hatte.

Es folgte ein enorm ekelhaftes Schneidegeräusch, die Ärztin lag wieder auf meinem Bauch und ich presste noch zwei Mal mit den letzten Kräften, die ich in mir bündeln konnte.

Das Gefühl, das dann kam, lässt sich kaum beschreiben. Eine Art immense Erleichterung, gepaart mit vollkommener Schockiertheit. Etwas war aus mir herausgerutscht, und ein Blick nach unten bestätigte: Da war sie! Keine Sekunde später kam der erste Schrei und ich hatte meine kleine Maus in den Armen. Sie war so zart, so zerbrechlich, so wunderschön und so klein. Mein Mädchen. Ich konnte es gar nicht glauben. Das war meine Tochter.

Während ich dieses kleine Wunder in meinem Arm betrachtete und es wirklich nicht fassen konnte, spritzte mir die Hebamme etwas Oxytocin in meinen Zugang. »Das hilft Ihnen dabei, die Nachgeburt zu gebären.« Ein paar Minuten später musste ich dafür noch zwei Mal pressen. Danach durfte mein Mann die Nabelschnur durchschneiden und die Ärztin nähte meinen Dammschnitt. Eine Stunde blieben wir nun noch im Kreißsaal und genossen die Dreisamkeit. Ich legte meinen Engel das erste Mal zum Stillen an, es klappte problemlos.

Nach der Stunde wurde die Kleine gewogen, gemessen und angezogen und die Hebamme ging gemeinsam mit mir auf die Toilette, um zu kontrollieren, ob alles funktionierte. Dann durften wir auf unser Zimmer.

Ich konnte schon wieder laufen, hatte kaum Schmerzen und quatschte auch schon wieder wie ein Wasserfall. Nur getragen habe ich mein Baby noch nicht, aus Angst, dafür zu schwach zu sein.

Als wir wenige Minuten später in unserem Krankenhausbett lagen und ich die Kleine im Arm hatte, wurde mir plötzlich bewusst, dass nun wirklich alles anders war.

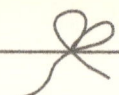

Ich bin nun Mutter.

Dies ist meine Tochter und ich werde alles in meiner Macht Stehende tun, um die bestmögliche Mutter der Welt zu sein und diesem kleinen Engel das beste Leben zu ermöglichen. Sie ist nun das Einzige, was wirklich zählt!

AUSBLICK

Nun bist du da. Ein kleines Menschenkind, von uns erschaffen und ganz von uns abhängig. Aus eins und eins wird drei.

Der Moment, in dem ich dich zum ersten Mal in den Armen hielt, lässt sich bis heute nicht in Worte fassen. Das erste Schreien, das erste Lächeln. Ich bin deine Mutter, du bist meine Tochter.

Nun ist es meine Lebensaufgabe, dir die Welt zu zeigen und dir zu erklären, wie man in ihr leben wird.

Du weißt nicht, wie sich der Wind in deinen Haaren anfühlt, hast noch nie Regen auf die Dächer tropfen gehört und noch nie Sand zwischen deinen kleinen Zehen gespürt.

Ich werde dir alles zeigen, was ich kann, dir die Wunder des Lebens nahebringen so gut es geht und versuchen, dich zu einem eigenständigen und liebevollen Menschen heranwachsen zu lassen. Du bist mein Fleisch und Blut, und wenn ich in deine Augen sehe, sehe ich meine Vergangenheit, meine Zukunft und mich selbst.

Wir werden uns streiten, wir werden argumentieren und aneinandergeraten. Aber du wirst mich stolz machen und glücklich machen und wahrscheinlich irgendwann genauso sein wie ich, wenn du deine eigenen Kinder bekommen hast. Dann wirst du das erste Mal wirklich realisieren, dass deine Mutter immer nur das Beste für dich wollte, so wie ich nun realisiere, dass meine Mutter immer nur das Beste für mich wollte.

Nach meiner Schwangerschaft und der Geburt geht es nun weiter, mit deinem Leben. Kann man vegan auch stillen? Ernähre ich mein Baby

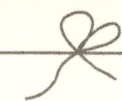

auch vegan? Wie versorgt man seine Familie optimal, wenn nicht jeder hinter einer veganen Ernährung steht?

Ich plane, mich nicht nur weiterhin vegan zu ernähren, sondern gerade nach meiner ersten Schwangerschaft einen noch gesünderen Körper zu bekommen, um topfit für mein Kind zu sein. Mehr Sport, noch mehr Vitamine und noch mehr Energie. Und dies auch meinem Kind weiterzugeben.

Ich werde wieder viel arbeiten und brauche daher eine Ernährungsweise, die schnell und einfach funktioniert. Ich brauche Rezepte, die Kindern schmecken und die ich auch für meinen Mann zubereiten kann, der immer noch ein klassischer Fleischfresser ist. Es wird vegane Kindergeburtstage und vegane Weihnachten bei uns geben. Diesmal nicht nur für mich, sondern für die ganze Familie. Doch ist das für die kindliche Entwicklung ebenso geeignet wie für mich?

Ich würde mich freuen, wenn ihr mich auch auf dieser Reise begleitet. In einem neuen Buch. Oder auf meinem YouTube-Kanal.

REZEPTE

FRÜHSTÜCK UND SÜSSES

Chia-Pudding mit Beeren

- 3–4 EL Chia-Samen
- ca. 200 ml Reismilch (lecker auch mit Hafer-, Mandel-, Soja- oder Kokosmilch)
- 1 EL Rohrzucker
- 2 El Zartbitterschokoladeraspeln
- Vanillemark
- 1 EL Agavendicksaft/Ahornsirup (oder anderes Süßungsmittel nach Belieben)
- frische oder tiefgefrorene Beeren

1. 4 EL Chia-Samen mit dem Rohrzucker und ca. 2 EL Zartbitterschokoraspeln sowie 1 EL Agavendicksaft und etwas Vanillemark in einem Glas verrühren.
2. Reismilch hinzugeben, verrühren und für ca. 15 Minuten quellen lassen. Nach dieser Zeit haben die Chia ihr Gel gebildet und das Ganze ist zu einem Pudding eingedickt.
3. Im Anschluss mit den Beeren garnieren.

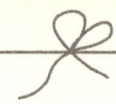

Haferflocken mit Mandeln und Banane

- 125 g Sojajoghurt
- 50 g feine Haferflocken
- 1 TL Chia-Samen
- 20 g Mandelstifte
- 1/2 Banane
- getrocknete Goji-Beeren

1. Den Joghurt zusammen mit den Chia-Samen und den Haferflocken in einer kleinen Schüssel ordentlich durchmixen und das Ganze anschließend für ca. 15 bis 20 Minuten (oder über Nacht) ziehen lassen.
2. Mandelstifte hinzufügen.
3. Toppt eure Mischung anschließend mit frischem Obst eurer Wahl oder süßt sie mit ein bisschen Agavendicksaft.

Grießbrei mit Goji-Beeren und Datteln

- 1 EL Ahornsirup oder Agavendicksaft
- 75 g Dinkelgrieß
- 1 Prise Kakao
- 75 g geriebene Mandeln
- 500 ml Reismilch
- 1 Prise Salz

1. Reismilch in einem Topf mit den Mandeln, etwas Salz und dem Dinkelgrieß verrühren und aufkochen. Bei mittlerer Temperatur alles für ca. 15 Minuten einkochen. Hin und wieder umrühren.
2. Den Grießbrei nun mit Ahornsirup und Kakaopulver abschmecken.
3. Beeren und Datteln können als Topping genutzt werden.

Haselnuss-Porridge mit Apfel-Cranberry-Kompott

- 60 g Getreideflocken
- 250 ml Mandelmilch
- 1 Prise Salz
- 1–2 Messerspitzen gemahlene Vanille

- 1 Apfel
- 2 Handvoll Cranberries
- 2 EL Agavendicksaft oder Kokosblütenzucker

1. Getreideflocken mit Mandelmilch (oder jeder anderen Pflanzenmilch), gemahlener Vanille und Salz in einen kleinen Topf geben. Auf mittlerer Hitze aufkochen und dann bei kleiner Hitze sämig einkochen lassen. Dabei häufig rühren, damit die Flocken nicht anbrennen. Wenn der Brei zu fest wird, noch etwas Sojamilch zugeben.
2. Apfel waschen, das Kerngehäuse entfernen und in mundgerechte Stückchen schneiden. Mit etwas Wasser in einen weiteren kleinen Topf geben und ca. 5 Minuten dünsten.
3. Die Cranberries waschen und zum Apfel geben. Mit Agavendicksaft würzen und weiterköcheln lassen, bis die Cranberries weich werden.
4. Den Getreidebrei in eine Schüssel füllen und das Kompott obendrauf geben.

Veganes Bircher Müsli

- 8 EL Haferflocken (zart)
- 200 Mandel- oder Hafermilch
- 1 säuerlicher Apfel
- 250 ml Sojajoghurt »natur«

- 1 EL Ahornsirup
- 2 EL frische Heidelbeeren
- 8 Mandeln

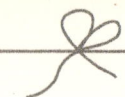

1. Die Haferflocken mit der Mandelmilch vermengen und mindestens eine halbe Stunde, besser aber über Nacht stehen lassen.
2. Den Apfel fein reiben und mit den Haferflocken vermischen. Die Mischung auf zwei Schüsseln verteilen und mit Sojajoghurt, Heidelbeeren, Ahornsirup und gehackten Mandeln garnieren.
3. Ihr könnt euer veganes Bircher Müsli natürlich auch mit anderem frischen Obst oder Nüssen garnieren und notfalls auch Tiefkühlbeeren verwenden.

Tipp: Besonders gut – gerade gegen Schwangerschaftsverstopfung – mit je einem zusätzlichen Esslöffel gemahlenen Leinsamen.

Vegane Pancakes

- 200 g Mehl
- 400 ml Haselnussmilch (oder jegliche andere Milch)
- 1 TL Backpulver
- 1 Prise Salz
- 1 EL Agavendicksaft/Ahornsirup

1. Alle Zutaten miteinander vermischen, bis ein cremiger Teig entsteht.
2. Mit einem Schöpflöffel den Teig in die vorgewärmte – am besten – Teflonpfanne geben. Backen, bis die Oberfläche des Pancakes nicht mehr feucht ist.
3. Pancakes wenden. Immer wieder mal schauen, ob die untere Seite schon wie gewünscht dunkel ist, dann auf einen Teller geben.

Frühstück-Smoothie

- 200–215 ml Hafermilch
- 1 Banane
- 1 gehäufter EL Cranberries oder 1/2 Apfel
- 2 Datteln
- 3 EL Haferflocken

Nach Belieben kann noch ein Green Smoothie und/oder veganes Proteinpulver hinzugefügt werden. Dafür dann aber weniger Haferflocken verwenden, sonst wird es zu dickflüssig.

Tofu-Mandel-Laibchen

- 200 g Seidentofu
- 1 EL Flohsamenschalen
- 3 EL gemahlene Mandeln
- nach Wahl: etwas zum Süßen (z.B. Stevia) oder Salz
- 2–3 EL Sesam oder Leinsamen
- Kokosöl zum Braten

1. Den Seidentofu mit Küchenrolle abtupfen und leicht ausquetschen. Dann mit einer Gabel fein zerdrücken und die weiteren Zutaten bis auf den Sesam oder Leinsamen untermengen.
2. Für 10 Minuten quellen lassen. Es sollte ein formbarer Teig entstanden sein. Wenn die Masse zu weich ist, kann man noch mit etwas Mehl nachhelfen.
3. Kleine Laibchen formen und im Sesam oder Leinsamen wenden.
4. Eine Pfanne mit Kokosöl aufstellen und die Laibchen beidseitig goldbraun braten.

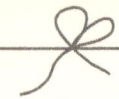

Vegane Nussecken

- 125 g Pflanzenmargarine
- 100 g Rohrohrzucker
- je 1 Prise Salz und gemahlene Vanille
- 50 g gemahlene Mandeln
- 250 g Dinkelmehl
- 50 ml Wasser
- 75 ml Wasser

- 150 g Rohrohrzucker
- 1 TL gemahlene Vanille
- 40 g Pflanzenmargarine
- 50 g gehackte Mandeln
- 50 g gehackte Walnüsse
- 150 g gehackte Haselnüsse
- Schokolade zum Verzieren

1. Für den Boden die gemahlenen Mandeln mit dem Mehl, dem Rohrohrzucker, der Vanille und Salz mischen, dann die Margarine zufügen und alles zu einem bröseligen Teig verkneten (mit den Händen oder Knethaken des Handmixers), dann das Wasser zufügen und alles zu einem homogenen (festen) Teig verarbeiten.
2. Den Teig in die mit Backpapier ausgelegte Form geben und mit den Händen sorgfältig sehr gleichmäßig flach drücken.
3. Für die Nussschicht das Wasser mit dem Rohrohrzucker und der Vanille in einen Topf geben. Aufkochen und 2 bis 3 Minuten sprudelnd kochen lassen. Von der Herdplatte nehmen und die Margarine einrühren. Die gehackten Nüsse zugeben und alles gut vermengen. Die Nussmasse auf den Boden geben und sehr gleichmäßig verteilen.
4. Im vorgeheizten Backofen bei etwa 180°C Ober- und Unterhitze ca. 30 bis 35 Minuten backen lassen, bis die Oberfläche goldbraun und knusprig ist.
5. Aus dem Ofen nehmen und in der Form komplett auskühlen lassen. Dann mit einem scharfen Messer in Stücke schneiden und mit der geschmolzenen Schokolade verzieren.

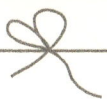

French Toast

- 6 Stück Brot (z. B. Vollkorntoast oder jedes beliebige Brot, das nicht zu stark gewürzt ist, auch hart gewordenes altes Brot)
- 1 reife Banane

- 1 Tasse pflanzliche Milch
- 2 EL Mehl (z.B. Dinkelvollkornmehl)
- 1 Prise Salz
- Muskatnuss
- Kokosöl für die Pfanne

1. Die Banane fein zerdrücken und mit der Milch, dem Mehl, Salz und etwas geriebener Muskatnuss gut verrühren.
2. Die Brotscheiben darin wenden und auf jeder Seite kurz ziehen lassen.
3. In einer Pfanne mit etwas Kokosöl beidseitig goldbraun braten.
4. Mit frischen Früchten und Süßungsmittel nach Wahl servieren und genießen!

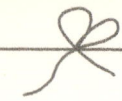

DEFTIGES ZUM MITTAG- ODER ABENDESSEN

Zoodles mit Tomatenbolognese

- 800 g Zucchini
- 200 g Tofu
- 50 ml Sojasoße
- 2 TL Sojola-Margarine
- 800 g Tomaten (frische Fleischtomaten oder stückige aus der Dose)
- 1 TL Sojola-Margarine
- 50 g Karotte
- 50 g Knollensellerie

- 50 g Lauch
- 1/2 Zwiebel
- Gemüsebrühe
- 1 gehäufter TL Thymian
- 1 gehäufter TL Majoran
- 1 gehäufter TL Rosmarin
- 1 gestrichener TL Meersalz
- 1 gestrichener TL weißer Pfeffer
- 1/2 Chinaknoblauch

1. Schneidet den Tofu in vier gleich große Stücke, legt ihn in der Soja-soße ein und lasst das Ganze ziehen. Mindestens 1 Stunde, darf aber auch länger, z. B. über Nacht.

2. Schneidet den Sellerie, Karotte, Lauch, Knoblauch und die Zwiebeln in kleine Würfelchen und bratet diese mit 1 TL Sojola-Margarine an. Sobald sich am Boden braune Röststoffe absetzen, löscht ihr mit etwas Brühe ab. Gebt dann die Tomaten und die Gewürze mit hinein und köchelt für etwa 1 Stunde. Nun bratet ihr den Tofu in einer Pfanne mit 2 TL Sojola-Margarine von allen Seiten knusprig an und lasst ihn abkühlen. Dann reibt ihr den Tofu grob mit einer Reibe und bratet diese Tofustückchen nochmals in der Pfanne mit Margarine und der Sojasoße an, die vom Einlegen noch übrig ist. Wenn die Tofuschnitze

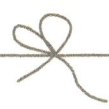

die Sojasoße komplett aufgenommen haben und knusprig angebraten sind, gebt ihr diese zu der Tomatensoße.

3. Lasst sie noch ca. 10 Minuten auf niedriger Stufe mitköcheln und schmeckt dann noch mal ab. Würzig genug müsste die Soße durch die Sojasoße in jedem Fall sein.

4. Nun schneidet/dreht ihr eure Zucchinispaghetti (z. B. mit einem Spiralschneider, ich habe den von GEFU, der aussieht wie ein Spitzer) und richtet diese roh auf einem Teller an, gebt dann einen Klecks Soße oben auf die Nudeln und schon könnt ihr das Ganze auffuttern.

Kürbis-Ingwer-Suppe

- 1 großer Butternuss-Kürbis (ca. 800 g)
- 2 Zwiebeln
- 1 Stück Ingwer (ca. 10 g)
- 2 Knoblauchzehen
- 1 EL Öl
- 700 ml klassische Gemüsebrühe
- 1/2 Limette
- Salz
- Pfeffer
- 2 EL Sesam

1. Den Kürbis waschen und ganz für ca. 20 Minuten bei niedriger Temperatur in den Ofen legen. Dann lässt er sich besser schälen und schneiden.

2. Den Kürbis schälen (bei Bio-Kürbissen kann man die Schale sogar dranlassen), halbieren, die Kerne heraustrennen und das Fruchtfleisch in 1 Zentimeter große Würfel schneiden.

3. Die Würfel in der Pfanne mit etwas Kokosöl 25 bis 30 Minuten goldbraun rösten.

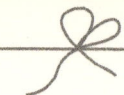

4. Zwiebeln, Ingwer und Knoblauch schälen, fein würfeln und mit dem Öl in einem Topf fünf Minuten andünsten. Mit der Gemüsebrühe ablöschen, die Kürbiswürfel hinzugeben und alles einmal aufkochen.
5. 20 Minuten köcheln lassen, bis alle Zutaten weich sind.
6. Alles mit einem Stabmixer pürieren.
7. Mit Limetten- oder Orangensaft, Salz und Pfeffer abschmecken.

Hafer Bratlinge

- 150 g Haferflocken, Kleinblatt
- knapp 250 ml Gemüsebrühe
- 1 kleine Zwiebel
- 1 EL Olivenöl
- Salz, Pfeffer

- 1 EL Hefeflocken
- 2 TL mittelscharfer Senf
- 2 EL gehackte Petersilie
- Rapsöl oder Sonnenblumenöl zum Braten

1. Die Zwiebel fein hacken. Olivenöl in einem Topf erhitzen, die Zwiebel ein paar Minuten darin glasig dünsten.
2. Die Haferflocken zufügen und alles mit der Gemüsebrühe ablöschen. Einmal aufkochen. Den Topf vom Herd nehmen und kurz ausquellen lassen. Mit den übrigen Gewürzen schön pikant abschmecken. Die Masse soweit abkühlen lassen, dass man sie anfassen kann.
3. Mit feuchten Händen aus der Masse 10 bis 12 Bratlinge formen und diese in einer beschichteten Pfanne im heißen Öl schön knusprig braun braten. Kurz auf Küchenkrepp »abtropfen« lassen, sodass überschüssiges Fett entfernt wird.

Buntes Tofu-Scramble

- Kokosöl für die Pfanne
- 2 Knoblauchzehen
- 1/3 Stange Lauch
- 1 Tomate
- 5 Champignons
- 1 Handvoll Spinat
- 1 Stück Räuchertofu
- 1/2 TL Kala Namak
- frisch gemahlener Pfeffer und frische Kräuter nach Belieben

1. Den Knoblauch fein würfeln, den Rest grob schneiden.
2. Eine Pfanne mit Kokosöl aufstellen und das Gemüse außer dem Spinat darin für 5 Minuten anbraten. Leicht salzen und weiterbraten, bis jegliches Wasser weitgehend verdampft ist.
3. Den braunen Rand vom Räuchertofu wegschneiden und den Tofu mit den Fingern zerbröseln. Mit dem Kala Namak mischen.
4. Das Gemüse in der Pfanne beiseite schieben, etwas Öl nachgießen und den Tofu für einige Minuten anbraten. Den Spinat zugeben und mitbraten, bis er zusammenfällt. Nun den Tofu mit dem restlichen Gemüse mischen, abschmecken und mit frisch gemahlenem Pfeffer und eventuell Kräutern servieren.

Frischer Salatmix mit Bulgur

- 150 g Bulgur (grober Hartweizengrieß)
- 1 kleine Salatgurke
- 1 kleine Zwiebel
- 2 Bund Petersilie
- 4 Tomaten
- 3 EL Zitronensaft
- Salz
- Pfeffer
- 3–4 EL Olivenöl

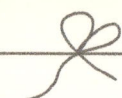

1. Den Bulgur mit 150 ml kochendem Wasser übergießen, 15 Minuten quellen lassen. Inzwischen die Gurke schälen und klein würfeln. Die Zwiebel schälen und fein hacken. Petersilie waschen, trockenschütteln und die Blättchen grob hacken.
2. Die Tomaten überbrühen und häuten. Stielansätze entfernen, das Fruchtfleisch hacken, samt Saft und Kernen zum Bulgur geben. Mit den übrigen vorbereiteten Zutaten untermischen.
3. Zitronensaft, Salz, Pfeffer und Öl zu einer Marinade verrühren, unter den Salat mischen. Diesen 1 Stunde kalt stellen, dann nochmals abschmecken.

Blumenkohl-Steak mit Rosmarin-Kartoffeln

- 1 ganzer Blumenkohl
- 4 EL Öl
- 1 TL Currypulver
- Salz und Pfeffer
- 800 g Kartoffeln
- 1 EL Öl, neutrales oder Olivenöl
- 1 EL gestrichener Rosmarin
- 1 TL gestrichenes grobes Meersalz, etwas gemahlen
- nach Belieben gepresste Knoblauchzehe(n)
- nach Belieben Pfeffer, einige Umdrehungen aus der Mühle

1. Ofen auf 200 °C vorheizen.
2. Den Blumenkohl von den grünen Blättern befreien und von der Mitte aus in 4 etwa 2 cm dicke Scheiben schneiden und auf das Backpapier legen.
3. In einem kleinen Schälchen das Öl mit dem Currypulver vermengen. Mit der nun entstandenen Marinade den Blumenkohl einreiben.
4. Backpapier über den Kohl schlagen und damit 30 bis 35 Minuten im Ofen bei 200 °C backen.

5. Die Kartoffeln nicht schälen, waschen, trockentupfen, der Länge nach durchschneiden.

6. Die Rosmarinnadeln etwas kleiner hacken und in einer Schüssel zusammen mit den Kartoffeln, dem Öl, dem Salz, den anderen Gewürzen und dem durch die Presse gejagten Knoblauch gut mischen. Auf ein mit Backpapier ausgelegtes Backrost legen.

7. Ca. 20 Minuten im heißen Ofen bei 200 °C Ober-/Unterhitze garen. Anschließend noch mal 5 Minuten bei Oberhitze und 250 °C oder – wenn ihr habt – unter dem Grill bräunen. Die Garzeit hängt natürlich wesentlich von Größe und Dicke der Viertel ab; ist also hier nur als Richtwert zu sehen.

Gefüllte Paprika

- 2 große Paprika
- 1 Glas kleine weiße Bohnen, ca. 250 g
- 1 große Gemüsetomate oder 3 normale Tomaten
- 80 g Räuchertofu
- 1 Bund frische Kräuter (Petersilie, Basilikum etc. oder gemischt)

- 2 EL getrocknete, in Öl eingelegte Tomaten
- 2 EL Erdnussmus
- Pfeffer
- 1 EL Olivenöl
- Backform
- 2 EL Tomatenmark

1. Die Deckel der Paprika abschneiden und aushöhlen.
2. Kräuter, Tomatenmark, Erdnussmus und getrocknete Tomaten mit dem Pürierstab mixen oder sehr klein hacken.
3. Tomaten in Scheiben schneiden.
4. In die Auflaufform etwa 1 EL Öl geben und den Boden bestreichen. Dann mit Tomatenscheiben auslegen.

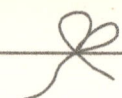

5. Die restlichen Tomaten und den Räuchertofu in Würfel schneiden. Bohnen waschen.
6. Die Füllung in die Paprika geben und den Paprika-Deckel aufsetzen.
7. Beide Paprika auf die Tomatenscheiben in der Auflaufform setzen und bei 200 °C 30 Minuten backen.

Veganer Eintopf

Veganer Eintopf kann aus den verschiedensten Grundzutaten bestehen. Besonders gut eignen sich Kartoffeln, Getreide und Nudeln. Aber auch Linsen und Kichererbsen bilden eine gute Grundlage.

Am besten kombiniert man mehrere Eiweißträger. Besonders lecker: Reis, Kartoffeln und Gerstengraupen (siehe Rezept unten).

Dazu kommen Gemüse wie Kartoffen, Lauch, Zwiebeln, Brokkoli oder auch Aubergine. Abgeschmeckt wird mit Kräutern, Pfeffer und Salz und in 20 bis 30 Minuten ist ein leckerer, frischer und nahrhafter Eintopf fertig.

Eintopf ist auch ein idealer »Reste-Verwerter«. Nudeln und Reis im Kühlschrank? Dann noch etwas Gemüse dazu, vielleicht ein paar Tofu-würstchen – lecker!

Penne mit Spinat-Erdnuss-Soße

- 1 Zwiebel
- 1 Knoblauchzehe
- 20 g frischer Ingwer
- 200 g Penne
- Salz
- 1 EL Öl
- 250 g aufgetauter Tiefkühl-Blattspinat

- 200 ml ungesüßte Kokosmilch
- 100 ml Gemüsebrühe
- 2 EL stückige Erdnussbutter
- 1 TL Sambal Oelek
- 2 EL Limettensaft
- 2 EL Erdnusskerne

1. Die Zwiebel, die Knoblauchzehe und den frischen Ingwer fein würfeln.
2. Die Penne in reichlich kochendem Salzwasser nach Packungsanweisung garen.
3. Das Öl erhitzen, Zwiebeln, Knoblauch und Ingwer 2 Minuten darin dünsten. Den aufgetauten Blattspinat ausdrücken, zugeben und kurz mitdünsten.
4. Die Kokosmilch und die Gemüsebrühe zugießen und aufkochen.
5. Die Erdnussbutter einrühren und die Soße bei milder Hitze 5 Minuten kochen.
6. Mit Salz, Sambal Oelek und Limettensaft würzen.
7. Die Nudeln abgießen und mit der Spinat-Erdnuss-Soße mischen. Die Erdnusskerne (geröstet und gesalzen) hacken und über die Nudeln streuen.

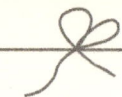

Weihnachtsbonus-Rezept: Vegane Vanillekipferl

Zutaten für ca. 70 Stück:

- 250 g Mehl
- 100 g gemahlene Mandeln
- 210 g Margarine
- 70 g Zucker

- 100 g Puderzucker
- 3 Päckchen Vanillezucker
- Zitronenaroma
- 1 Prise Salz

1. Mehl auf die Arbeitsplatte sieben und mit Zucker, Salz und Zitronenaroma gut vermischen.
2. Kalte Margarine in kleine Würfel schneiden und ebenfalls dazugeben. Alles zu einem glatten Teig verkneten.
3. Der Teig muss nun mindestens 2 Stunden im Kühlschrank ruhen.
4. Dann den Backofen auf 190°C (Umluft: 180°C) vorheizen.
5. Teig aus dem Kühlschrank nehmen und kleine Kipferl formen. Auf einem mit Backpapier ausgelegten Backblech ca. 10 bis 12 Minuten auf mittlerer Schiene backen.
6. In der Zwischenzeit Puder- und Vanillezucker gut vermischen. Dann die noch warmen Kipferl mit der Zuckermischung bestreuen oder darin wälzen.

QUELLEN

VORWORT

Vesanto Melina, Winston Craig, Susan Levin: »Position of the Academy of Nutrition and Dietetics. Vegetarian Diets«, in: *Journal of the Academy of Nutrition and Dietetics*, Volume 116, Nr. 12, Dezember 2016, S. 1970–1980

Jorge E. Chavarro, Walter C. Willett, Patrick J. Skerrett McGraw-Hill: *The fertility diet. Groundbreaking research reveals natural ways to boost ovulation & improve your chances of getting pregnant*, Columbia (Ohio), 2007, S. 208

KAPITEL 1

Abbildung zum Ovulationszyklus: *https://www.mynfp.de/public/images/articles/oestrogen-lh-ovulation.png*

Vorlage für ein Zyklusblatt: *http://www.sensiplan-im-netz.de/wp-content/uploads/2015/03/MD1507_001_Zyklusformulare_10_02_web-1.pdf*

Deborah Kotz: »Success at Last. Fighting Infertility May Be Easier Than You Think«, in: U.S. News and World Report, 2007, online abrufbar unter: *http://acupuncture.vitalis.co.nz/2010/06/success-at-last-couples-fighting-infertility-might-have-more-control-than-they-think.html*

Michio Kushi, Aveline Kushi: *Macrobiotic Pregnancy and Care for the Newborn*, New York, 1984

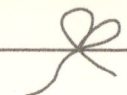

T Colin Campbell: *The China Study. Die wissenschaftliche Begründung für eine vegane Ernährungsweise*, Bad Kötzing, 2011

P. H. Gann et al.: »The effects of a low-fat/high-fiber diet on sex hormone levels and menstrual cycling in premenopausal women. A 12-month randomized trial (the diet and hormone study)«, in: *Cancer*, 98, Nr.9, 2003, S. 1870–1879

Jorge E. Chavarro, Walter C. Willett und Patrick Skerrett: *The Fertility Diet*, New York, 2008, S. 94

D. W. Cramer et al.: »Adult Hypolactasia, Milck Consumption and Age-Specific Fertility«, in: *American Journal of Epidemiology*, 139, Nr.3, 1994, S. 282–289

D. A. Ehrmann: »Polycystic Ovary Syndrome«, in: *New England Journal of Medicine*, 352, Nr. 12, 2005, S. 1223–1236

FAQ's des CDC (Center for Disease Control and Prevention) zum Thema »Unfruchtbarkeit bei Frauen«: *https://www.cdc.gov/reproductivehealth/infertility*

KAPITEL 2

7 gute Gründe, vegan zu leben: http://www.7-gute-gruende.de

Den richtigen pH-Wert erreichen: *https://www.coachingamfluss.de/2016/04/12/der-richtige-ph-wert*

Zentrum der Gesundheit – Das ganzheitliche Gesundheitsportal: *https://www.zentrum-der-gesundheit.de*

KAPITEL 3

Website der Tierschutzorganisation Peta mit Informationen für einen veganen Lebensstil: *http://www.peta.de*

Kv. Koerber, T. Männle, C. Leitzmann: *Vollwert-Ernährung. Konzept einer zeitgemäßen und nachhaltigen Ernährung*, Stuttgart, 2012, 12. Aufl., S. 88

DGE (Deutsche Gesellschaft für Ernährung), ÖGE (Österreichische Gesellschaft für Ernährung), SGE (Schweizerische Gesellschaft für Ernährungsforschung), SVE (Schweizerische Vereinigung für Ernährung) (Hrsg.): *Referenzwerte für die Nährstoffzufuhr*, Neustadt a. d. Weinstraße 2008, S. 53

B. C. Davis, P. M. Kris-Etherton: »Achieving optimal essential fatty acid status in vegetarians. Current knowledge and practical implications«, in: *The American Journal of Clinical Nutrition*, 78 (3 Suppl.), 2003, S. 640S–646S

M. Kornsteiner, I. Singer, I. Elmadfa: »Very low n-3 long-chain polyunsaturated fatty acid status in Austrian vegetarians and vegans«, in: *Annals of Nutrition and Metabolism*, 52 (1), 2008, S. 37–47

Ta Sanders: *DHA status of vegetarians. Prostaglandins Leukot Essent Fatty Acids*, 81 (2-3), 2009, S. 137–141

AA Welch et al.: »Dietary intake and status of n-3 polyunsaturated fatty acids in a population of fish-eating and non-fish-eating meat-eaters, vegetarians, and vegans and the product-precursor ratio [corrected] of α-linolenic acid to long-chain n-3 polyunsaturated fatty acids. Results from the EPIC-Norfolk cohort«, in: *The American Journal of Clinical Nutrition* 92 (5), 2010, S. 1040–1045

Informationen zur Einnahme von Omega-3-Fettsäuren in der Schwangerschaft: *http://www.familie.de/gesundheit/omega-3-fettsaeuren-schwangerschaft-540565.html*

Ernährungstipps in der Schwangerschaft: *http://www.ernaehrung.de/tipps/schwangerschaft/schwanger11.php*

Referenzwerte für die Nährstoffzufuhr der Deutschen Gesellschaft für Ernährung e.V.: https://www.dge.de/wissenschaft/referenzwerte

Ruth Winter: *A Consumer's Dictionary of Food Additives. Descriptions in Plain English of More Than 12000 Ingredients Both Harmful and Desirable Found in Foods*, New York, 2009

Informationen zu den »Dirty Dozen« und den »Clean Fifteen«: *http://www.foodnews.org*

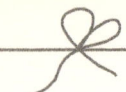

Website der Environmental Working Group für einen gesünderen Umgang mit Ernährung und Umwelt: *http://www.ewg.org*

KAPITEL 5

Zentrum der Gesundheit – Das ganzheitliche Gesundheitsportal: *https://www.zentrum-der-gesundheit.de*

KAPITEL 6

Alternative Mittel gegen Wassereinlagerungen in der Schwangerschaft: *http://www.babycenter.de/a35488/wassereinlagerungen-alternative-heilmittel-in-der-schwangerschaft*

Infoseite für Gesundheit und Medizin: *http://www.netdoktor.at*

Website für Babybedarf: *http://www.windeln.de*

KAPITEL 7

Dem Dammriss in der Schwangerschaft vorbeugen:

http://www.baby-und-familie.de/Schwangerschaft/Dem-Dammriss-vorbeugen-So-gehts-152985.html

Methoden zur Einleitung der Geburt:
http://www.onmeda.de/geburt/geburt_einleiten-methoden-22877-3.html

Online-Lexikon zur Schwangerschaft:
http://www.rund-ums-baby.de/schwangerschaft/lexikon/geburt-schleimpfropf.html

Informationen zur Periduralanästhesie, während der Wehen:
http://www.windeln.de/magazin/schwangerschaft/geburt/die-periduralanaesthesie-pda.html